Enoc Hernández

Ética nos cuidados de saúde

Enoc Hernández

Ética nos cuidados de saúde

Bases para uma abordagem abrangente e proactiva

ScienciaScripts

Imprint

Any brand names and product names mentioned in this book are subject to trademark, brand or patent protection and are trademarks or registered trademarks of their respective holders. The use of brand names, product names, common names, trade names, product descriptions etc. even without a particular marking in this work is in no way to be construed to mean that such names may be regarded as unrestricted in respect of trademark and brand protection legislation and could thus be used by anyone.

Cover image: www.ingimage.com

This book is a translation from the original published under ISBN 978-613-9-40449-0.

Publisher:
Sciencia Scripts
is a trademark of
Dodo Books Indian Ocean Ltd. and OmniScriptum S.R.L publishing group

120 High Road, East Finchley, London, N2 9ED, United Kingdom
Str. Armeneasca 28/1, office 1, Chisinau MD-2012, Republic of Moldova, Europe
Printed at: see last page
ISBN: 978-620-7-68716-9

TÍTULO: ÉTICA NOS CUIDADOS DE SAÚDE
SUBTÍTULO: FUNDAMENTOS DE UMA ABORDAGEM GLOBAL E PROACTIVA
AUTOR: ENOC ISAÍ HERNÁNDEZ CANTÚ

PREÂMBULO

A saúde é um direito humano fundamental e um pilar essencial para o bem-estar e o desenvolvimento sustentável das sociedades. No entanto, apesar dos notáveis avanços da medicina e da tecnologia, continuamos a enfrentar desafios significativos que exigem uma abordagem abrangente, ética e proactiva. "Ética nos Cuidados de Saúde: Fundamentos para uma Abordagem Abrangente e Proactiva" é uma obra que aborda estes desafios com uma perspetiva multidimensional, oferecendo um guia abrangente para profissionais de saúde, académicos e qualquer pessoa empenhada em melhorar o bem-estar global.A origem deste livro reside na convicção de que os cuidados de saúde começam com o indivíduo, mas devem ser apoiados por um sistema de saúde equitativo e acessível. A tese principal baseia-se no "Decálogo da Saúde para o Século XXI: Um Apelo Global à Ação", um conjunto de princípios que promove a consciência holística, a prevenção, a capacitação, a equidade, a inovação, a educação, a colaboração intersectorial, a sustentabilidade, a ética e a solidariedade global.Cada capítulo deste livro foi cuidadosamente desenvolvido para fornecer tanto um quadro teórico como estratégias práticas que podem ser implementadas numa variedade de contextos. Desde a promoção da saúde e dos autocuidados até à adoção de tecnologias avançadas e à colaboração intersectorial, este livro oferece uma abordagem holística que reconhece a interligação dos factores físicos, mentais, emocionais e sociais que influenciam a saúde.A relevância desta obra é reforçada por acontecimentos mundiais recentes, como a pandemia de COVID-19, que evidenciaram a importância de sistemas de saúde resilientes e a necessidade de cooperação internacional. Estes desafios revelaram as desigualdades existentes e a urgência de adotar uma abordagem ética e baseada nos direitos humanos para garantir que todos tenham acesso aos cuidados de saúde de que necessitam. O capítulo sobre a consciência holística recorda-nos que a saúde não pode ser fragmentada; é um estado dinâmico e multidimensional que deve ser abordado na sua totalidade. A prevenção e os autocuidados são a pedra angular de um sistema de saúde sustentável, e a capacitação dos indivíduos e das comunidades é crucial para uma gestão eficaz da saúde. A equidade e o acesso universal são princípios essenciais que devem orientar as nossas políticas e práticas, garantindo que ninguém é deixado para trás. A inovação e a tecnologia ao serviço da saúde têm o potencial de transformar os cuidados de saúde, mas devem ser integradas de forma ética e equitativa. A educação e a literacia em matéria de saúde permitem que as pessoas façam escolhas informadas, e a colaboração intersectorial é vital para abordar os determinantes sociais da saúde. A sustentabilidade e a resiliência no domínio da saúde mundial garantem que os nossos sistemas de saúde possam responder aos desafios actuais e futuros, enquanto a ética e os direitos humanos constituem a base sobre a qual devem assentar todas as nossas acções e políticas. Por último, a ação global e a solidariedade são essenciais para enfrentar os desafios de saúde que transcendem as fronteiras. Num mundo interligado, a cooperação e a colaboração internacionais são essenciais para melhorar a saúde e o bem-estar globais. Este livro não é apenas um apelo à ação, mas também um guia prático para aqueles que estão empenhados em melhorar a saúde e o bem-estar. Espero que "Ética nos Cuidados de Saúde: Fundamentos para uma Abordagem Abrangente e Proactiva" inspire os profissionais de saúde e todos os leitores a adotar uma abordagem mais abrangente, ética e proactiva na sua prática diária e a trabalhar em conjunto para construir um futuro mais saudável e equitativo para todos.

Enoc Isaí Hernández Cantú

maio de 2024

CONTEÚDO

INTRODUÇÃO

A saúde como uma responsabilidade individual e colectiva

A saúde é um dos pilares fundamentais em que assenta o bem-estar dos indivíduos e das sociedades. Num mundo interligado e em constante mudança, a promoção da saúde surgiu como uma prioridade essencial para garantir a qualidade de vida. Apesar dos avanços significativos da medicina e da tecnologia, a saúde continua a ser um desafio global que exige uma abordagem abrangente e proactiva.

A ética dos cuidados de saúde é uma filosofia que reconhece que o bem-estar começa com o indivíduo e se estende à comunidade e ao mundo em geral. Este livro, "Health Care Ethics: Fundamentos para uma Abordagem Abrangente e Proactiva", explora a forma como os princípios éticos e os valores fundamentais podem orientar as nossas acções e decisões nos cuidados de saúde. Destina-se a profissionais de saúde, académicos, estudantes e a todos os interessados em compreender e aplicar uma abordagem ética aos cuidados de saúde.

A saúde como um estado dinâmico e multidimensional

Partimos da premissa de que a saúde é um estado dinâmico e multidimensional, influenciado por factores físicos, mentais, emocionais e sociais. Esta abordagem holística reconhece que a saúde não é simplesmente a ausência de doença, mas um estado de bem-estar completo que deve ser alimentado e protegido. Reconhecemos a importância de desenvolver uma consciência holística do bem-estar e de tomar medidas proactivas para a sua preservação e melhoria constante. Esta abordagem é articulada no "Decálogo da Saúde para o Século XXI: Um Apelo Global à Ação", que fornece orientações claras e práticas para promover a saúde e o bem-estar a nível individual e coletivo.

Contexto da saúde mundial

Os desafios actuais em matéria de saúde são mais complexos do que nunca. As doenças crónicas, as pandemias, as desigualdades no acesso aos serviços e os efeitos das alterações climáticas são apenas alguns dos problemas que enfrentamos. Estes desafios exigem soluções inovadoras e de colaboração que transcendam as fronteiras nacionais e os sectores da sociedade. A saúde mundial tornou-se uma questão central na agenda internacional e é imperativo que adoptemos uma abordagem ética e solidária para resolver estes problemas.

O decálogo da saúde no século XXI

Uma das principais propostas deste livro é o "Decálogo da Saúde para o Século XXI: Um Apelo à Ação Global". Este Decálogo baseia-se numa reflexão profunda sobre os actuais desafios e oportunidades no domínio da saúde, oferecendo um guia prático e ético para a promoção do bem-estar holístico. Cada um dos princípios, apresentados de seguida, procura inspirar e orientar os indivíduos, as comunidades e os profissionais de saúde na sua busca de um futuro mais saudável e equitativo.

1. Consciência Integral: A saúde é um estado dinâmico e multidimensional, influenciado por factores físicos, mentais, emocionais e sociais. Promove o desenvolvimento de uma consciência holística do bem-estar e incentiva uma ação proactiva para a sua preservação e melhoria constante.

2. Prevenção e cuidados pessoais: A prevenção é considerada a pedra angular da saúde. É encorajada uma abordagem proactiva dos cuidados pessoais, antecipando e atenuando conscientemente os riscos para a saúde através de estilos de vida saudáveis e de escolhas informadas.

3. Empoderamento individual e coletivo: Cada indivíduo tem o poder e a responsabilidade de cuidar da sua própria saúde. Promove a capacitação dos indivíduos na gestão do seu bem-estar, bem como o apoio e o reforço das comunidades na sua busca de saúde e bem-estar.

4. Equidade e acesso universal: É promovida a equidade no acesso aos serviços de saúde e aos recursos necessários para manter e melhorar a saúde.

Defende sistemas de saúde que sejam inclusivos e acessíveis a todos, independentemente da etnia, género, orientação sexual, estatuto socioeconómico ou localização geográfica.

5. Inovação e Tecnologia para a Saúde: É reconhecido o potencial transformador da inovação e da tecnologia no domínio da saúde. Incentiva o desenvolvimento e a adoção de soluções inovadoras que melhorem o acesso, a eficiência e a qualidade dos cuidados de saúde em todas as comunidades.

6. Educação para a saúde e literacia: A educação para a saúde e a literacia são consideradas ferramentas essenciais para permitir que as pessoas tomem decisões informadas sobre o seu bem-estar. A educação para a saúde é promovida desde a mais tenra idade e fornece informações exactas e acessíveis sobre questões de saúde.

7. Colaboração intersectorial: A saúde é reconhecida como um resultado de acções que transcendem as fronteiras do sector da saúde. A colaboração intersectorial entre governos, organizações, empresas e sociedade civil é incentivada para abordar os determinantes sociais da saúde e promover ambientes saudáveis.

8. Sustentabilidade e resiliência: A saúde é valorizada como um recurso precioso que deve ser protegido e preservado para as gerações actuais e futuras. Promove práticas sustentáveis que fomentam a saúde do planeta e reforça a resiliência face aos desafios ambientais e climáticos que afectam a nossa saúde.

9. Ética e direitos humanos: A saúde é reconhecida como um direito humano fundamental e um imperativo ético. Os direitos humanos são protegidos e promovidos em todas as acções relacionadas com a saúde, garantindo a equidade, a dignidade e o respeito por todas as pessoas.

10. Ação global e solidariedade: Reconhece-se que a saúde é uma questão mundial que exige uma resposta coordenada e solidária a nível internacional. A UE está a trabalhar como uma comunidade global para enfrentar os desafios mais prementes em matéria de saúde e promover um mundo mais saudável e mais equitativo para todos.

Objectivos do livro

Este livro tem vários objectivos fundamentais:

• Fornecer orientações práticas: Oferecer aos profissionais de saúde orientações práticas baseadas em princípios éticos e valores fundamentais para melhorar a qualidade dos cuidados de saúde.

• Sensibilizar: Sensibilizar para a importância de uma abordagem holística e proactiva da saúde, incluindo a prevenção, os cuidados pessoais e a capacitação.

• Promover a equidade: Defender a equidade e o acesso universal aos serviços de saúde, salientando a importância de sistemas de saúde inclusivos e acessíveis.

• Impulsionar a inovação: Destacar o papel da inovação e da tecnologia na transformação dos cuidados de saúde e na melhoria da saúde mundial.

• Facilitar a colaboração: Incentivar a colaboração intersectorial para abordar os determinantes sociais da saúde e promover ambientes saudáveis.

Nos capítulos seguintes, exploraremos cada uma destas questões em pormenor, fornecendo um quadro teórico e exemplos práticos e estudos de caso que ilustram a forma como estes princípios podem ser aplicados na prática quotidiana.

CAPÍTULO 1

CONSCIÊNCIA INTEGRAL: UMA ABORDAGEM HOLÍSTICA DO BEM-ESTAR
INTRODUÇÃO À CONSCIÊNCIA INTEGRAL

A saúde, no seu sentido mais lato, é muito mais do que a ausência de doença. É um estado de completo bem-estar físico, mental e social. Esta definição, proposta pela Organização Mundial de Saúde (OMS), reflecte a complexidade e a multidimensionalidade do bem-estar humano. Neste contexto, a consciência holística surge como uma abordagem necessária para tratar a saúde de forma holística. Esta abordagem reconhece que a saúde não pode ser adequadamente compreendida e promovida se for limitada a apenas um aspeto do ser humano. A consciência integral é um estado de perceção e compreensão profundas de todos os factores que influenciam a nossa saúde. Inclui a autoconsciência das nossas próprias necessidades físicas, emocionais, mentais e sociais, bem como a compreensão da forma como estas dimensões interagem e se afectam mutuamente. Adotar uma abordagem de consciência holística significa reconhecer que o bem-estar é um estado dinâmico que exige um esforço constante e uma atenção proactiva.

Os componentes da Consciência Integral

1. Bem-estar físico

O bem-estar físico é a componente mais tangível e, frequentemente, a mais fácil de identificar. Inclui aspectos como a nutrição, o exercício, o sono e a prevenção de doenças. A consciência holística nesta área envolve não só a manutenção de um corpo livre de doenças, mas também a otimização da nossa capacidade física através de hábitos saudáveis. Isto inclui uma dieta equilibrada, atividade física regular e uma gestão adequada do descanso e do sono.

2. Bem-estar mental e emocional

A saúde mental e emocional é tão crucial como a saúde física. A consciência holística a este respeito envolve o reconhecimento e a gestão das nossas emoções, pensamentos e comportamentos. Inclui práticas como a meditação, a atenção plena e a psicoterapia, que nos ajudam a manter o equilíbrio mental e emocional. Além disso, é essencial desenvolver a resiliência, a capacidade de nos adaptarmos e recuperarmos das adversidades.

3. Assistência social

Os seres humanos são inerentemente sociais. As nossas relações e ligações com os outros desempenham um papel crucial na nossa saúde e bem-estar. A consciência holística do bem-estar social implica cultivar relações saudáveis, estabelecer uma rede de apoio sólida e participar ativamente na comunidade. Significa também estar consciente da forma como as nossas interacções e relações afectam o nosso bem-estar geral e o dos outros.

4. Bem-estar espiritual

O bem-estar espiritual pode ser uma dimensão mais subjectiva, mas não é menos importante.

Envolve um sentido de propósito e significado na vida, bem como as crenças e valores que guiam as nossas acções. A consciência integral a este respeito pode incluir práticas como a meditação, a oração ou qualquer atividade que promova um sentido de ligação a algo maior do que nós próprios.

Integração dos componentes do bem-estar

A adoção de uma abordagem de sensibilização holística exige a integração destas quatro componentes. Não se trata de abordar cada uma delas isoladamente, mas de reconhecer como se inter-relacionam e se influenciam mutuamente. Por exemplo, o stress emocional pode manifestar-se em sintomas físicos, como dores de cabeça ou problemas digestivos. Do mesmo modo, uma má alimentação pode afetar a nossa capacidade mental e emocional de lidar com o stress.

Práticas para desenvolver a consciência integral

1. Autoavaliação regular

A autoavaliação regular é uma prática fundamental para desenvolver uma consciência holística. Isto pode incluir manter um diário de saúde, registando hábitos alimentares, padrões de sono, níveis de atividade física e estados emocionais. Refletir sobre estas observações permite-nos identificar padrões e áreas que necessitam de atenção.

2. Mindfulness e meditação

A prática da atenção plena e a meditação são ferramentas poderosas para aumentar a auto-consciência e o bem-estar holístico. Estas práticas ajudam-nos a estar presentes no momento, a reconhecer e a aceitar os nossos pensamentos e emoções sem julgamento, e a reduzir o stress e a ansiedade.

3. Formação contínua

Manter-se informado sobre questões de saúde e bem-estar é essencial para uma consciência holística. Isto pode incluir a leitura de livros, a participação em workshops ou cursos e o acompanhamento de especialistas em saúde e bem-estar. A formação contínua fornece-nos as ferramentas e os conhecimentos de que necessitamos para tomar decisões informadas sobre a nossa saúde.

4. Ligação à comunidade

A participação em actividades comunitárias e o cultivo de relações significativas são aspectos fundamentais do bem-estar social. Isto pode incluir a adesão a grupos de apoio, a participação em eventos comunitários ou simplesmente passar tempo de qualidade com amigos e familiares.

Desafios e barreiras à consciência integral

1. Estilos de vida modernos

Os estilos de vida modernos, frequentemente caracterizados por stress, falta de tempo e sobrecarga de informação, podem constituir obstáculos significativos ao desenvolvimento de uma consciência holística. A cultura da pressa e da multitarefa retira tempo à reflexão sobre a nossa saúde e o nosso bem-estar.

2. Falta de educação e de recursos

Em muitas comunidades, a falta de educação e de recursos sobre questões de saúde holística pode constituir um obstáculo. É crucial promover programas educativos e proporcionar o acesso a recursos que apoiem o bem-estar holístico.

3. Estigma e perceção social

O estigma associado à saúde mental e emocional pode impedir as pessoas de procurarem a ajuda de que necessitam. Mudar as percepções sociais sobre estas questões é vital para incentivar uma abordagem holística da saúde.

Conclusão

A atenção plena integrativa é uma abordagem holística que reconhece a complexidade do bem-estar humano e se alinha estreitamente com os princípios éticos dos cuidados de saúde. Ao integrar as componentes física, mental, emocional, social e espiritual, não só desenvolvemos uma compreensão mais profunda e proactiva da nossa saúde, como também agimos de acordo com um quadro ético que valoriza e respeita todo o ser humano. De uma perspetiva ética, a consciência holística promove a dignidade e a autonomia dos indivíduos, reconhecendo a interdependência das diferentes dimensões do bem-estar. Esta abordagem holística facilita a tomada de decisões informadas e responsáveis sobre o nosso bem-estar, o que constitui um ato de respeito pela nossa própria autonomia e dignidade. Além disso, a promoção de uma consciência holística tem implicações éticas significativas em termos de equidade e justiça social. Ao defendermos uma abordagem que considera todas as dimensões do bem-estar, estamos a reconhecer e a valorizar a diversidade das experiências e necessidades das pessoas. A ética dos cuidados de saúde incita-nos a olhar para além dos sintomas físicos e a considerar a saúde na sua totalidade, incluindo os aspectos mentais, emocionais, sociais e espirituais. Ao fazê-lo, não só melhoramos a nossa qualidade de vida, como também damos às pessoas a possibilidade de tomarem decisões informadas e responsáveis sobre o seu bem-estar, respeitando a sua dignidade e autonomia.

CAPÍTULO 2
PREVENÇÃO E AUTOCUIDADOS: A PEDRA ANGULAR DA SAÚDE
INTRODUÇÃO À PREVENÇÃO E AOS CUIDADOS PESSOAIS

A prevenção e os autocuidados são as pedras angulares para manter e melhorar a nossa saúde ao longo da vida. Em vez de reagir à doença, a prevenção e os autocuidados convidam-nos a adotar uma abordagem proactiva, antecipando os problemas de saúde antes que eles ocorram. Esta abordagem é não só mais eficaz em termos de saúde, mas também mais sustentável e rentável para os sistemas de saúde e as comunidades.

A prevenção e os cuidados pessoais baseiam-se na ideia de que cada indivíduo tem a responsabilidade e o poder de gerir a sua própria saúde. Isto implica a adoção de hábitos saudáveis, a realização de exames médicos regulares e a informação sobre os riscos e as medidas preventivas. Neste capítulo, vamos explorar os princípios fundamentais da prevenção e dos autocuidados e fornecer estratégias práticas para os incorporar na vida quotidiana.

Os princípios da prevenção

1. Prevenção primária

A prevenção primária centra-se na prevenção do desenvolvimento de doenças e problemas de saúde antes da sua ocorrência. Isto inclui:

• Vacinação: As vacinas são um instrumento fundamental para a prevenção de doenças infecciosas. Uma imunização adequada pode erradicar doenças e reduzir significativamente a sua prevalência na população.

• Estilos de vida saudáveis: Adotar uma dieta equilibrada, praticar uma atividade física regular, evitar fumar e moderar o consumo de álcool. Estes hábitos ajudam a reforçar o sistema imunitário e a prevenir doenças crónicas.

• Educação e sensibilização: Informar as pessoas sobre os riscos para a saúde e as medidas preventivas que podem adotar. Educação e sensibilização

A educação para a saúde deve começar numa idade precoce e continuar ao longo da vida.

2. Prevenção secundária

A prevenção secundária envolve a deteção precoce e o tratamento atempado de doenças incipientes para evitar a sua progressão. Isto inclui:

• Exames de saúde regulares: Faça check-ups médicos regulares e testes de rastreio, como mamografias, colonoscopias e análises ao sangue. Estes exames podem identificar problemas de saúde numa fase inicial, quando são mais tratáveis.

• Deteção precoce: Identificar e tratar factores de risco como a hipertensão, o colesterol elevado e o excesso de peso. A intervenção precoce pode evitar complicações graves e melhorar os resultados de saúde a longo prazo.

3. Prevenção terciária

A prevenção terciária centra-se na redução das complicações e na melhoria da qualidade de vida das pessoas que já sofrem de uma doença crónica. Isto inclui:

• Reabilitação: Programas de reabilitação física e mental para doentes com doenças crónicas ou deficiências. Estes programas ajudam os doentes a recuperar a sua função e a melhorar a sua qualidade de vida.

• Gestão de doenças crónicas: Controlo de doenças como a diabetes, a hipertensão e as doenças cardíacas através de medicação, alterações do estilo de vida e monitorização contínua. Uma gestão eficaz das doenças crónicas pode evitar a progressão da doença e reduzir o risco de complicações.

Estratégias de auto-cuidado

1. Alimentação saudável

Uma alimentação equilibrada é essencial para manter uma boa saúde. Uma alimentação saudável inclui:

• Variedade de nutrientes: Consuma uma grande variedade de alimentos para obter todos os nutrientes de que necessita. Uma dieta rica em frutas, legumes, proteínas magras e cereais integrais proporciona uma base sólida para a saúde.

• Controlo das porções: Tenha em atenção as porções para evitar o excesso de peso e a obesidade. Comer em excesso pode levar a uma série de problemas de saúde, incluindo doenças cardíacas e diabetes.

• Hidratação: Beber água suficiente diariamente. Uma hidratação adequada é crucial para manter as funções corporais e evitar a desidratação.

• Limitar os alimentos processados: Reduzir o consumo de alimentos ricos em açúcares, gorduras saturadas e sódio. Os alimentos processados contêm frequentemente ingredientes pouco saudáveis que podem contribuir para as doenças crónicas.

2. Atividade física regular

O exercício regular é fundamental para manter a saúde física e mental. As recomendações incluem:

• Exercício aeróbico: Pelo menos 150 minutos de atividade aeróbica moderada ou 75 minutos de atividade intensa por semana. Actividades como caminhar, correr, nadar ou andar de bicicleta são excelentes opções.

• Fortalecimento muscular: Faça exercícios de fortalecimento muscular pelo menos dois dias por semana. Estes exercícios podem incluir levantamento de pesos, ioga ou Pilates.

• Flexibilidade e equilíbrio: Incorporar exercícios de alongamento e equilíbrio, especialmente para adultos mais velhos. Estes exercícios ajudam a evitar quedas e a manter a mobilidade.

3. Gestão do stress

O stress crónico pode ter efeitos negativos na saúde. As estratégias para gerir o stress incluem:

• Atenção plena e meditação: Praticar a atenção plena e a meditação para reduzir o stress. Estas práticas ajudam a acalmar a mente e a melhorar a concentração.

• Tempos livres: Reserve tempo para actividades recreativas e passatempos. A participação em actividades de que gostamos pode melhorar o nosso humor e reduzir o stress.

• Técnicas de relaxamento: Utilize técnicas de respiração profunda, ioga e outras formas de relaxamento. Estas técnicas podem ajudar a aliviar a tensão e a promover um estado de calma.

4. Sonho de qualidade

Um sono adequado é essencial para a saúde em geral. As recomendações para melhorar a qualidade do sono incluem:

• Rotina de sono: Manter um horário de sono regular, mesmo aos fins-de-semana. Ir para a cama e acordar à mesma hora todos os dias ajuda a regular o relógio biológico.

• Ambiente propício ao sono: Criar um ambiente escuro, calmo e fresco para dormir. Um ambiente confortável pode melhorar a qualidade do sono.

• Evitar estimulantes: Limite o consumo de cafeína e evite utilizar aparelhos electrónicos antes de se deitar. A luz azul dos ecrãs pode interferir com a produção de melatonina e dificultar o sono.

5. Higiene pessoal

Uma higiene pessoal correcta ajuda a prevenir doenças e a manter a saúde geral. Inclui:

• Higiene dentária: Escovar os dentes pelo menos duas vezes por dia e usar fio dental diariamente. Uma higiene dentária adequada previne as doenças das gengivas e as cáries dentárias.

• Higiene corporal: Tomar banho regularmente e lavar as mãos com frequência. Manter uma boa higiene corporal é essencial para prevenir a infeção.

• Cuidados com a pele: Proteger a pele do sol e mantê-la hidratada. A utilização de protetor solar e de loções hidratantes ajuda a manter a saúde da pele.

Benefícios da prevenção e dos cuidados pessoais

1. Redução da doença

A adoção de hábitos preventivos e de autocuidado reduz significativamente o risco de desenvolver doenças crónicas como a diabetes, as doenças cardíacas e o cancro. Uma prevenção eficaz pode melhorar a saúde pública e reduzir os encargos para os sistemas de saúde.

2. Melhorar a qualidade de vida

As pessoas que praticam o autocuidado tendem a ter uma melhor qualidade de vida, com mais energia, melhor humor e menor incidência de doenças. Uma abordagem proactiva da saúde pode aumentar a longevidade e o bem-estar geral.

3. Poupanças económicas

A prevenção e os autocuidados podem reduzir os custos dos cuidados de saúde, reduzindo a necessidade de tratamentos e hospitalizações dispendiosos. O investimento na saúde preventiva pode gerar poupanças significativas tanto para os indivíduos como para os sistemas de saúde.

Desafios e barreiras à prevenção e aos cuidados pessoais

1. Falta de tempo e de motivação

Muitas pessoas têm dificuldade em encontrar tempo e motivação para adotar hábitos saudáveis devido a estilos de vida ocupados e stressantes. A promoção da saúde deve incluir estratégias para motivar e apoiar as pessoas a adoptarem práticas saudáveis.

2. Acesso aos recursos

A falta de acesso a recursos como alimentos saudáveis, locais seguros para fazer exercício e serviços de saúde pode constituir um obstáculo significativo. É fundamental trabalhar para melhorar a acessibilidade e a disponibilidade de recursos de saúde em todas as comunidades.

3. Informação e educação

A falta de informação correcta e de educação sobre a importância da prevenção e dos cuidados pessoais pode impedir as pessoas de adoptarem estes hábitos. A educação para a saúde deve ser uma prioridade para fornecer às pessoas os conhecimentos e as ferramentas de que necessitam para gerir a sua saúde.

Conclusão

A prevenção e os autocuidados são essenciais para manter e melhorar a nossa saúde e estão estreitamente ligados aos princípios éticos dos cuidados de saúde. A adoção de uma abordagem proactiva, baseada na prevenção primária, secundária e terciária e em práticas de autocuidado, não só nos permite viver uma vida mais saudável e mais gratificante, como também reflecte um compromisso ético para com a nossa própria saúde e a da nossa comunidade. De um ponto de vista ético, a prevenção e os autocuidados respeitam e promovem a autonomia e a dignidade das pessoas, fornecendo-lhes as ferramentas e os conhecimentos necessários para tomarem decisões informadas sobre o seu bem-estar. Esta abordagem também sublinha a importância da responsabilidade pessoal e colectiva na promoção da saúde. Além disso, a promoção da prevenção e dos autocuidados tem uma forte componente de justiça social e equidade. Garantir que todas as pessoas tenham acesso à informação, aos recursos e ao apoio de que necessitam para prevenir a doença e gerir a sua saúde é um imperativo ético. Isto inclui ultrapassar as barreiras socioeconómicas, culturais e educativas que impedem algumas pessoas de adotar hábitos saudáveis e de se envolverem em práticas preventivas. Os profissionais de saúde têm a responsabilidade ética de promover a prevenção e os autocuidados, fornecendo educação, apoio e recursos a todas as pessoas, independentemente do seu contexto socioeconómico ou cultural. Ao fazê-lo, contribuem para reduzir as desigualdades em matéria de saúde e promover uma abordagem holística que beneficia tanto os indivíduos como as comunidades.

CAPÍTULO 3
CAPACITAÇÃO INDIVIDUAL E COLECTIVA NA GESTÃO DA SAÚDE

Introdução ao empoderamento da saúde

A capacitação para a saúde refere-se ao processo através do qual as pessoas adquirem conhecimentos, competências e confiança para tomarem decisões informadas e responsáveis sobre a sua própria saúde. Este conceito é fundamental para a promoção da saúde e do bem-estar, uma vez que reconhece a capacidade e a responsabilidade de cada indivíduo para gerir a sua saúde. Além disso, o empoderamento aplica-se não só a nível individual, mas também a nível comunitário, onde a colaboração e o apoio mútuo podem ampliar os benefícios do empoderamento pessoal.

A capacitação em matéria de saúde é um fator-chave para alcançar uma saúde óptima. Implica não só a aquisição de informação, mas também a capacidade de utilizar essa informação para tomar decisões informadas e assumir o controlo da própria saúde. A educação, a formação e o desenvolvimento de competências são elementos essenciais deste processo. Neste capítulo, vamos aprofundar os conceitos-chave e as estratégias de capacitação individual e colectiva, fornecendo orientações práticas para a sua aplicação na vida quotidiana e na comunidade.

Capacitação individual: Conceitos e Estratégias

1. Aquisição de conhecimentos

O conhecimento é o primeiro passo para a capacitação. As pessoas precisam de estar bem informadas sobre as suas condições de saúde, opções de tratamento e medidas preventivas. Isto inclui:

• Educação para a saúde: Programas educativos que fornecem informações exactas e acessíveis sobre questões de saúde relevantes. Estes programas devem ser contínuos e adaptados às necessidades dos diferentes grupos populacionais.

• Acesso à informação: Disponibilidade de recursos fiáveis, como sítios Web sobre saúde, livros, brochuras e aplicações móveis. As informações devem ser fáceis de compreender e aplicáveis na vida quotidiana.

• Formação contínua: Participação em workshops, cursos e seminários sobre saúde e bem-estar. A formação deve centrar-se em competências práticas que as pessoas possam utilizar para gerir a sua saúde.

2. Desenvolvimento de competências

O conhecimento sem competências práticas tem um impacto limitado. As pessoas têm de aprender a aplicar o que sabem na sua vida quotidiana. Isto inclui:

• Auto-gestão da doença: Competências para monitorizar e gerir doenças crónicas, como a diabetes ou a hipertensão. Isto pode incluir a auto-monitorização dos níveis de açúcar no sangue, da tensão arterial e a adesão aos planos de tratamento.

• Tomada de decisões: Competências para avaliar as opções de tratamento e tomar decisões informadas. Isto inclui a capacidade de compreender os benefícios e os riscos dos diferentes tratamentos e de tomar decisões com base em valores e preferências pessoais.

• Comunicação eficaz: Competências para comunicar eficazmente com os profissionais de saúde e expressar as suas necessidades e preocupações. Uma comunicação clara e aberta é crucial para receber os melhores cuidados possíveis.

3. Reforço da confiança

A auto-confiança é crucial para o sucesso da implementação de práticas de saúde. As estratégias para aumentar a confiança incluem:

• Apoio psicológico: Terapias e grupos de apoio que reforçam a autoestima e a auto-confiança. O apoio emocional é essencial para enfrentar os problemas de saúde.

• Sucessos graduais: Definir objectivos de saúde alcançáveis e celebrar os sucessos. Reconhecer e celebrar os pequenos sucessos pode motivar as pessoas a continuarem os seus esforços de autocuidado.

• Modelos: Exemplos de pessoas que conseguiram gerir a sua saúde com sucesso e que podem servir de inspiração. Os testemunhos e as histórias de sucesso podem motivar os outros a adotar medidas semelhantes.

Empoderamento coletivo: Construir comunidades saudáveis

A capacitação colectiva implica a colaboração e o apoio mútuo no seio de uma comunidade para melhorar a saúde de todos os seus membros. Esta abordagem reconhece que a saúde de um indivíduo está interligada com a saúde da sua comunidade.

1. Redes de apoio

As redes de apoio são fundamentais para a capacitação colectiva. Estas podem incluir:

• Grupos de apoio: Espaços onde as pessoas podem partilhar experiências, oferecer e receber apoio emocional. Os grupos de apoio podem ser presenciais ou virtuais e devem ser acessíveis a todos os membros da comunidade.

• Redes sociais: Utilização de plataformas digitais para criar comunidades de apoio em linha. As redes sociais podem ligar pessoas com interesses e desafios semelhantes, facilitando a troca de informações e de apoio.

• Família e amigos: Incentivar o apoio mútuo nos círculos mais próximos. Relações pessoais fortes podem proporcionar um apoio emocional crucial em alturas de necessidade.

2. Educação comunitária

A educação comunitária promove a saúde colectiva através da divulgação de conhecimentos e de práticas saudáveis. Isto inclui:

• Palestras e workshops: Organizar eventos educativos sobre questões de saúde relevantes para a comunidade. Estes eventos devem ser interactivos e acessíveis a todos os membros da comunidade.

• Campanhas de sensibilização: Iniciativas para informar e sensibilizar a comunidade sobre os riscos para a saúde e as medidas preventivas. As campanhas podem utilizar uma variedade de meios de comunicação, desde folhetos a redes sociais.

• Colaboração com escolas e organizações: Parcerias com instituições locais para promover a educação para a saúde. As escolas e as organizações comunitárias podem desempenhar um papel fundamental na educação para a saúde, atingindo um vasto público.

3. Participação e ação comunitária

A participação ativa da comunidade na promoção da saúde é essencial. As estratégias para incentivar esta participação incluem:

• Projectos comunitários: Iniciativas como hortas comunitárias, programas de exercício em grupo e feiras de saúde. Estes projectos podem melhorar a saúde física e mental dos participantes, bem como reforçar a coesão da comunidade.

• Voluntariado: Incentivar o voluntariado em actividades relacionadas com a saúde e o bem-estar. O voluntariado pode proporcionar um sentido de objetivo e de pertença, bem como melhorar a saúde da comunidade.

• Defesa de causas e políticas de saúde: Participação na defesa de políticas para promover a igualdade na saúde e o acesso aos serviços de saúde. A defesa de causas pode incluir lobbying, lobbying, lobbying e defesa de causas.
a colaboração com os legisladores e a promoção de políticas de saúde inclusivas.

Benefícios da capacitação para a saúde

1. Melhorar a saúde e o bem-estar

A capacitação individual e colectiva conduz a melhores resultados em termos de saúde. As pessoas com poder de decisão têm mais probabilidades de adotar hábitos saudáveis, cumprir os tratamentos médicos e participar em actividades preventivas. A participação ativa na gestão da saúde pode melhorar a saúde física e mental.

2. Reduzir as desigualdades no domínio da saúde

A capacitação pode ajudar a reduzir as desigualdades em matéria de saúde, proporcionando a todas as pessoas, independentemente do seu estatuto socioeconómico, os conhecimentos e os instrumentos necessários para gerir a sua saúde. A educação e os recursos acessíveis são essenciais para nivelar as condições de concorrência.

3. Reforço comunitário

As comunidades capacitadas são mais resistentes e capazes de enfrentar coletivamente os problemas de saúde. Isto reforça a coesão social e o sentimento de pertença, criando um ambiente mais saudável e solidário para todos.

Desafios e barreiras ao empoderamento

1. Acesso à informação e aos recursos

A falta de acesso a informações fiáveis e a recursos adequados pode constituir um obstáculo significativo à capacitação. É essencial melhorar a disponibilidade e a acessibilidade desses recursos. As bibliotecas tecnológicas e comunitárias podem desempenhar um papel crucial neste domínio.

2. Barreiras culturais e sociais

As normas culturais e sociais podem influenciar a perceção e o comportamento em matéria de saúde. Para ultrapassar estas barreiras, é necessário adotar abordagens adaptadas e sensíveis à cultura. A colaboração com os líderes comunitários e as organizações culturais pode facilitar a aceitação e a aplicação de práticas saudáveis.

3. Desigualdades socioeconómicas

As desigualdades socioeconómicas podem limitar as oportunidades de capacitação. A resolução destas desigualdades é crucial para garantir que todos tenham a oportunidade de gerir eficazmente a sua saúde. As políticas inclusivas e os programas de assistência podem ajudar a reduzir estas disparidades.

Estratégias para promover o empoderamento

1. Políticas de saúde inclusivas

Desenvolver e promover políticas de saúde que sejam inclusivas e apoiem a capacitação de todas as pessoas, especialmente as que se encontram em situações vulneráveis. As políticas devem centrar-se na equidade e na acessibilidade, garantindo que todos tenham acesso aos cuidados e recursos de saúde necessários.

2. Programas de educação e formação

Implementar programas de educação e formação que proporcionem às pessoas os conhecimentos e as competências necessárias para gerir a sua saúde. Estes programas devem ser contínuos e adaptados às necessidades da comunidade, utilizando métodos de ensino participativos e interactivos.

3. Reforço das redes de apoio

Incentivar e apoiar a criação de redes de apoio comunitário que facilitem a capacitação colectiva. As redes de apoio podem incluir grupos de apoio, organizações comunitárias e plataformas em linha que ligam pessoas com interesses e desafios semelhantes.

Conclusão

A capacitação individual e colectiva é essencial para uma gestão eficaz da saúde e está profundamente ligada aos princípios éticos dos cuidados de saúde. De uma perspetiva ética, capacitar as pessoas significa respeitar a sua autonomia, dignidade e capacidade de tomar decisões informadas sobre o seu bem-estar. Ao adquirirem conhecimentos, desenvolverem competências e ganharem confiança, as pessoas podem assumir o controlo da sua saúde e bem-estar, o que constitui um ato de respeito pela sua autonomia e dignidade. Ao reforçar as comunidades e promover a colaboração e o apoio mútuo, fomenta um ambiente em que todos os membros têm igual acesso a recursos e oportunidades para manter e melhorar a sua saúde. Isto não só melhora a qualidade de vida dos indivíduos, como também reforça a coesão e a resiliência da comunidade, reflectindo um compromisso ético para com o bem-estar coletivo. A capacitação no domínio da saúde implica também uma responsabilidade ética por parte dos profissionais de saúde, que devem fornecer informações exactas, apoiar o desenvolvimento de competências e criar um ambiente de confiança e respeito. Os profissionais de saúde devem agir como facilitadores da capacitação, promovendo a equidade e assegurando que todas as pessoas, independentemente do seu estatuto socioeconómico ou cultural, tenham a oportunidade de gerir eficazmente a sua saúde.

CAPÍTULO 4

EQUIDADE E ACESSO UNIVERSAL AOS SERVIÇOS DE SAÚDE INTRODUÇÃO À EQUIDADE NA SAÚDE

A equidade na saúde é um princípio fundamental que procura assegurar que todas as pessoas tenham as mesmas oportunidades de atingir o seu pleno potencial de saúde, independentemente do seu contexto social, económico ou cultural. A equidade na saúde centra-se não só na igualdade de acesso aos serviços de saúde, mas também na eliminação das barreiras que impedem certas populações de receberem cuidados de qualidade. O acesso universal aos serviços de saúde é um objetivo que muitos sistemas de saúde em todo o mundo se propuseram alcançar. Este conceito implica que todas as pessoas, independentemente da sua situação económica ou geográfica, devem poder aceder aos serviços de saúde de que necessitam sem enfrentarem barreiras financeiras. Neste capítulo, exploramos os conceitos-chave de equidade e acesso universal à saúde, as barreiras existentes e as estratégias para ultrapassar estes desafios.

Conceitos-chave de equidade e acesso universal

1. Equidade na saúde

A equidade na saúde implica que todos os indivíduos tenham uma oportunidade justa e igual de serem saudáveis. Isto implica:

• Distribuição justa dos recursos: Os recursos de saúde devem ser distribuídos de forma equitativa, garantindo que as populações vulneráveis recebem o apoio necessário.

• Eliminação das desigualdades: As desigualdades em matéria de saúde causadas por factores sociais, económicos e ambientais devem ser identificadas e eliminadas.

• Justiça social: A equidade na saúde está intrinsecamente ligada à justiça social, onde se defende um tratamento justo e equitativo para todas as pessoas.

2. Acesso universal aos serviços de saúde

O acesso universal aos serviços de saúde refere-se à disponibilidade de serviços de saúde essenciais para todos, sem barreiras financeiras ou discriminação. Isto inclui:

• Cobertura abrangente: Prestação de uma vasta gama de serviços de saúde, desde a prevenção e o tratamento até à reabilitação e aos cuidados paliativos.

• Acessibilidade financeira: Assegurar que os custos dos serviços de saúde não constituem um obstáculo à prestação de cuidados.

• Disponibilidade geográfica: Garantir que os serviços de saúde estejam disponíveis e acessíveis em todas as regiões, incluindo as zonas rurais e remotas.

• Qualidade dos serviços: Assegurar que os serviços de saúde são de elevada qualidade e cumprem as normas profissionais e éticas.

Barreiras à equidade e ao acesso universal

1. Barreiras económicas

As barreiras económicas são uma das principais causas da desigualdade no acesso aos serviços de saúde. Estas incluem:

• Custos directos: Os custos dos serviços de saúde, tais como consultas, medicamentos e hospitalização, podem ser proibitivos para muitas pessoas.

• Custos indirectos   : Custos associados, como o transporte, a perda de rendimento devido ao tempo não trabalhado e os cuidados infantis.

2. Barreiras geográficas

A localização geográfica pode afetar significativamente o acesso aos serviços de saúde. Isto inclui:

• Distribuição desigual dos serviços: As zonas rurais e remotas carecem frequentemente de serviços de saúde adequados.

• Distância e transporte: A distância dos centros de saúde e a falta de transportes podem dificultar o acesso.

3. Barreiras culturais e sociais

As barreiras culturais e sociais podem limitar o acesso aos cuidados de saúde, nomeadamente

• Língua e comunicação: As diferenças linguísticas e a falta de serviços de interpretação podem constituir grandes obstáculos.

• Estigmatização e discriminação: A discriminação com base no género, raça, orientação sexual e outros factores pode impedir as pessoas de procurar e receber cuidados adequados.

4. Barreiras do sistema de saúde

Os próprios sistemas de saúde podem ter barreiras estruturais que afectam a equidade e o acesso, tais como

• Capacidade e recursos limitados: Falta de infra-estruturas, de pessoal e de material médico.

• Políticas e regulamentos inadequados: Políticas de saúde que não respondem adequadamente às necessidades de todas as populações.

Estratégias para promover a equidade e o acesso universal

1. Reformas do financiamento da saúde

Para ultrapassar as barreiras económicas, é essencial uma reforma do financiamento da saúde. Isto inclui:

• Cobertura universal de saúde: Implementar sistemas universais de seguro de saúde que cubram toda a população.

• Subsídios e ajuda financeira: Conceder subsídios e ajuda financeira aos grupos mais vulneráveis.

2. Melhorar as infra-estruturas de saúde

Para eliminar as barreiras geográficas, as infra-estruturas de saúde devem ser melhoradas, nomeadamente:

• Construção e manutenção de centros de saúde: Assegurar a existência de centros de saúde bem equipados e mantidos em todas as zonas, incluindo as zonas rurais.

• Sistemas de transporte no sector da saúde: Implementar sistemas de transporte acessíveis e económicos para facilitar o acesso aos serviços de saúde.

3. Programas de formação e sensibilização

Para ultrapassar as barreiras culturais e sociais, devem ser implementados programas de formação e de sensibilização, tais como

• Formação em competências culturais: Formar profissionais de saúde em competências culturais para melhorar a comunicação e os cuidados.

• Campanhas de sensibilização: Realizar campanhas para combater o estigma e a discriminação nos cuidados de saúde.

4. Reforço do sistema de saúde

Para eliminar os obstáculos ao sistema de saúde, é essencial reforçar os sistemas de saúde, nomeadamente:

• Aumentar os recursos e o pessoal: Assegurar que as instalações de saúde disponham de pessoal e recursos adequados.

• Reformas políticas: Desenvolver e aplicar políticas de saúde que promovam a equidade e o acesso universal.

Histórias de sucesso em matéria de equidade e acesso universal

1. Sistema Nacional de Saúde do Reino Unido (NHS)

O Serviço Nacional de Saúde (NHS) do Reino Unido é um exemplo emblemático de um sistema de saúde que proporciona acesso universal a serviços de elevada qualidade. Fundado em 1948, o NHS é financiado principalmente através de impostos gerais, permitindo que todos os residentes do Reino Unido tenham acesso a cuidados médicos gratuitos no local de utilização. O NHS baseia-se nos princípios da universalidade, equidade e eficiência. Presta uma vasta gama de serviços, incluindo cuidados primários, cuidados especializados, hospitalização, medicamentos e serviços de saúde mental. Além disso, o NHS implementou programas específicos para combater as desigualdades na saúde, como a iniciativa NHS Health Check, que oferece exames de saúde gratuitos para prevenir doenças cardiovasculares em pessoas com idades compreendidas entre os 40 e os 74 anos.

O NHS também desenvolveu sistemas de encaminhamento e coordenação de cuidados para garantir que os doentes recebem os serviços certos no momento certo. A sua estrutura de financiamento e organização permite uma redistribuição equitativa dos recursos, garantindo que as áreas mais carenciadas recebem o apoio necessário.

2. Programa de seguro popular no México

O Seguro Popular foi um programa inovador no México, concebido para proporcionar cobertura de saúde a pessoas que não estavam abrangidas pela segurança social tradicional. Lançado em 2004, este programa procurou reduzir os obstáculos financeiros ao acesso aos cuidados de saúde, especialmente para as populações mais vulneráveis.

O Seguro Popular abrangia uma vasta gama de serviços, desde os cuidados primários e preventivos até à hospitalização e aos tratamentos especializados. Financiado por uma combinação de recursos federais e estatais, o programa permitia às famílias registarem-se e receberem cuidados médicos gratuitos no local de utilização. Uma das principais realizações do Seguro Popular foi a diminuição significativa dos custos de saúde suportados pelas famílias mexicanas, o que reduziu a pobreza médica. Além disso, o programa melhorou o acesso aos serviços de saúde nas zonas rurais e marginalizadas, através da construção e do equipamento de novas unidades de saúde e da formação de profissionais médicos.

Embora o Seguro Popular tenha sido substituído em 2020 pelo Instituto de Salud para el Bienestar (INSABI), o seu legado perdura como modelo de como os programas de saúde pública podem reduzir as desigualdades e melhorar o acesso aos cuidados de saúde para todos.

3. Salud en el Barrio no Brasil

O programa "Saúde no Bairro" (Programa Saúde da Família) no Brasil é um exemplo notável de uma estratégia de cuidados primários que leva os serviços de saúde diretamente às comunidades desfavorecidas. Iniciado na década de 1990, o programa centra-se na prevenção e nos cuidados globais através de equipas de saúde familiar, que incluem médicos, enfermeiros, auxiliares de enfermagem e agentes comunitários de saúde. Estas equipas trabalham em áreas geográficas específicas e visitam regularmente as famílias nas suas casas, prestando cuidados médicos preventivos, educação para a saúde e monitorização contínua de doenças crónicas. Esta abordagem permite uma intervenção precoce e personalizada, adaptada às necessidades específicas de cada comunidade. O programa teve um impacto significativo na redução das taxas de mortalidade infantil e materna, bem como na redução das doenças infecciosas e crónicas. A proximidade e a confiança entre as equipas de saúde e a comunidade têm sido fundamentais para o sucesso do programa, promovendo a adesão ao tratamento e capacitando as pessoas para gerirem a sua própria saúde. Além disso, o "Saúde no Bairro" reforçou a capacidade do sistema de saúde brasileiro para responder a emergências e surtos epidémicos, demonstrando a eficácia dos cuidados primários como base de um sistema de saúde resiliente e equitativo.

Conclusão

A equidade e o acesso universal aos serviços de saúde são objectivos essenciais para garantir que todas as pessoas possam atingir o seu pleno potencial de saúde e estão profundamente enraizados nos princípios éticos dos cuidados de saúde. De um ponto de vista ético, a equidade na saúde exige que os sistemas de saúde reconheçam e resolvam as desigualdades que impedem certos grupos de aceder a cuidados de saúde de qualidade. Este compromisso com a justiça social e a equidade garante que todas as pessoas, independentemente do seu estatuto socioeconómico ou geográfico, recebam um tratamento justo e tenham acesso aos recursos necessários para o seu bem-estar. O acesso universal não tem apenas a ver com a disponibilidade, mas também com a garantia de que os serviços de saúde são acessíveis, económicos e culturalmente adequados para todas as pessoas. A ética dos cuidados de saúde obriga-nos a eliminar as barreiras ao acesso e a trabalhar no sentido de um sistema de saúde inclusivo que respeite e promova a dignidade de cada indivíduo.

CAPÍTULO 5
INOVAÇÃO E TECNOLOGIA PARA A SAÚDE INTRODUÇÃO À INOVAÇÃO E À TECNOLOGIA NA SAÚDE

No mundo de hoje, a inovação e a tecnologia desempenham um papel crucial na transformação dos cuidados de saúde e na melhoria dos resultados no domínio da saúde. Desde os avanços na biotecnologia até à utilização da inteligência artificial (IA) no diagnóstico, a tecnologia está a redefinir a forma como compreendemos, prevenimos e tratamos as doenças. Este capítulo explora a forma como as inovações tecnológicas estão ao serviço da saúde, melhorando o acesso, a qualidade e a eficiência dos cuidados de saúde.

Avanços tecnológicos no diagnóstico e tratamento

1. Diagnóstico por imagem

A tecnologia de diagnóstico por imagem avançou significativamente, permitindo uma deteção mais precoce e mais precisa das doenças. Isto inclui:

• Imagem por Ressonância Magnética (MRI) e Tomografia Computorizada (CT): Estas tecnologias fornecem imagens pormenorizadas do corpo, ajudando os médicos a identificar problemas que não são visíveis nas radiografias convencionais. A RM utiliza campos magnéticos e ondas de rádio para criar imagens pormenorizadas dos órgãos e tecidos internos, enquanto a TC combina várias imagens de raios X para gerar uma imagem transversal do corpo.

• Ultrassom de alta resolução: Utilizada para avaliar órgãos e tecidos em tempo real, melhorando o diagnóstico pré-natal e a deteção de tumores. A ecografia avançada permite uma visualização precisa dos fetos durante a gravidez e pode detetar precocemente anomalias congénitas.

• Imagiologia molecular e PET: Permitem a visualização de processos biológicos a nível molecular, facilitando o diagnóstico de doenças como o cancro e as doenças neurológicas. A tomografia por emissão de positrões (PET) utiliza marcadores radioactivos para observar a atividade metabólica no organismo, ajudando a detetar e monitorizar cancros, doenças cardíacas e perturbações cerebrais.

2. Inteligência Artificial e Aprendizagem Automática

A inteligência artificial (IA) e a aprendizagem automática estão a revolucionar o domínio do diagnóstico médico:

• Diagnóstico assistido por IA: Algoritmos que podem analisar imagens médicas, como raios X e mamografias, para detetar anomalias com elevada precisão. Estes sistemas podem identificar sinais precoces de doenças que podem passar despercebidos aos médicos, melhorando a precisão do diagnóstico.

• Previsão de doenças: Modelos de IA que analisam dados de saúde para prever o risco de doenças como a diabetes e as doenças cardíacas, permitindo intervenções precoces. Estes modelos utilizam grandes volumes de dados para identificar padrões e factores de risco, permitindo cuidados de saúde mais proactivos.

• Gestão de doentes: Sistemas que utilizam a IA para otimizar a gestão das camas hospitalares e prever as necessidades de recursos. Estes sistemas podem melhorar a eficiência operacional e garantir que os recursos médicos são utilizados de forma eficaz.

3. Terapias personalizadas

A medicina personalizada utiliza a informação genética e molecular dos doentes para desenvolver tratamentos à medida:

• Terapia genética: Intervenções que corrigem defeitos genéticos subjacentes a determinadas doenças. Estas terapias podem modificar os genes de uma pessoa para tratar ou prevenir doenças hereditárias.

• Medicina de precisão: Utilização de perfis genéticos para personalizar os tratamentos medicamentosos, melhorando a eficácia e reduzindo os efeitos secundários. Os tratamentos são concebidos especificamente para as características genéticas do doente, o que aumenta a probabilidade de sucesso e minimiza os riscos.

• Imunoterapia: Tratamentos que utilizam o próprio sistema imunitário do doente para combater doenças como o cancro. A imunoterapia pode incluir a utilização de medicamentos que estimulam a resposta imunitária ou a modificação das células imunitárias para atacar as células cancerígenas.

Inovação nos cuidados aos doentes

1. Telemedicina

A telemedicina transformou a forma como os doentes acedem aos cuidados médicos:

• Consultas à distância: Permitem que os doentes recebam cuidados médicos no conforto do seu lar, eliminando as barreiras geográficas. As consultas por vídeo podem facilitar o acesso a especialistas e reduzir o tempo de espera para as consultas.

• Monitorização remota: Dispositivos que permitem aos médicos monitorizar em tempo real doenças crónicas como a diabetes e a hipertensão. Os dispositivos de monitorização contínua podem enviar dados diretamente para os prestadores de cuidados de saúde, permitindo ajustes imediatos no tratamento.

• Plataformas digitais de saúde: Aplicações e portais que facilitam a comunicação entre doentes e prestadores de cuidados de saúde, o acesso a registos médicos e a gestão de consultas. Estas plataformas podem também oferecer lembretes de medicação e conselhos de saúde personalizados.

2. Vestíveis e dispositivos médicos

Os dispositivos vestíveis estão a desempenhar um papel cada vez mais importante na monitorização da saúde:

• Relógios inteligentes: Equipados com sensores que monitorizam o ritmo cardíaco, a atividade física e os padrões de sono. Estes dispositivos podem alertar os utilizadores para irregularidades na sua saúde e motivá-los a manterem-se activos.

• Dispositivos de monitorização contínua da glucose: Permitem aos doentes com diabetes monitorizar os seus níveis de glucose em tempo real. Estes dispositivos podem enviar alertas quando os níveis de glucose estão demasiado altos ou demasiado baixos, ajudando os doentes a gerir a sua condição de forma mais eficaz.

• Implantes médicos: Dispositivos como pacemakers e bombas de insulina que gerem doenças crónicas de forma contínua. Os implantes avançados podem ser ajustados automaticamente para otimizar o tratamento do doente.

3. Realidade virtual e aumentada

Estas tecnologias estão a encontrar aplicações inovadoras nos cuidados de saúde:

• Formação e educação: Simulações de realidade virtual para a formação de estudantes de medicina e para a educação contínua de profissionais. Estas simulações podem proporcionar experiências de aprendizagem imersivas e práticas sem risco para os pacientes.

• Terapia e reabilitação: Os programas de realidade virtual são utilizados para tratar perturbações como a PSPT e para a reabilitação física de doentes feridos. A realidade virtual pode criar ambientes controlados para terapia de exposição e reabilitação interactiva.

Inovação na gestão e logística da saúde

1. Sistemas de Informação de Saúde

Os sistemas de informação sobre saúde estão a melhorar a gestão dos dados e a eficiência operacional:

• Registos de saúde electrónicos (EHR): Facilitam o acesso e a gestão das informações dos doentes, melhorando a coordenação dos cuidados. Os RSE permitem que os prestadores de cuidados de saúde acedam a registos médicos completos e actualizados, melhorando a tomada de decisões clínicas.

• Sistemas de gestão hospitalar: Software que optimiza a gestão dos recursos, a programação do pessoal e a gestão do inventário. Estes sistemas podem reduzir os tempos de espera e melhorar a eficiência operacional.

• Análise de grandes volumes de dados: Utilização de grandes volumes de dados para identificar tendências de saúde pública e melhorar o planeamento e a resposta a emergências. A análise de dados pode ajudar a prever surtos de doenças e otimizar a atribuição de recursos médicos.

2. Cadeia de blocos na saúde

A tecnologia Blockchain oferece soluções para melhorar a segurança e a transparência na gestão de dados de saúde:

• Segurança dos dados: A cadeia de blocos garante a integridade e a privacidade dos registos médicos. Ao criar um registo imutável das transacções, a cadeia de blocos pode impedir a fraude e o acesso não autorizado.

• Interoperabilidade: Facilita o intercâmbio seguro de informações entre diferentes sistemas de saúde. A interoperabilidade melhorada permite que os prestadores de cuidados de saúde acedam a dados exactos e completos dos doentes, independentemente do sistema que utilizam.

• Rastreabilidade dos medicamentos: Permite que os medicamentos sejam rastreados desde o fabrico até ao paciente, reduzindo o risco de contrafação. A cadeia de blocos pode garantir que os medicamentos são autênticos e seguros.

3. Logística e cadeia de abastecimento

A tecnologia está a otimizar a cadeia de abastecimento no sector da saúde:

• Drones e robots: Utilizados para a entrega de medicamentos e material médico em zonas de difícil acesso. Os drones podem transportar rapidamente vacinas e medicamentos para regiões remotas, enquanto os robots podem realizar tarefas logísticas nos hospitais.

• Automatização do inventário: Sistemas automatizados para o controlo e gestão de inventários, reduzindo o desperdício e assegurando a disponibilidade de fornecimentos essenciais. A automatização pode melhorar a precisão da gestão do inventário e reduzir os custos operacionais.

• Sistemas de previsão da procura: Algoritmos que prevêem a procura de medicamentos e equipamento médico, melhorando a eficiência da cadeia de abastecimento. Estes sistemas podem antecipar necessidades futuras e evitar rupturas de stock.

Desafios e considerações éticas

1. Privacidade e segurança dos dados

O tratamento de grandes quantidades de dados de saúde coloca desafios significativos em termos de privacidade e segurança. É crucial implementar medidas robustas para proteger as informações dos doentes e garantir a sua confidencialidade. Os quadros regulamentares, como o RGPD na Europa, estabelecem normas para a proteção dos dados pessoais.

2. Acesso e desigualdade

A adoção de novas tecnologias pode agravar as desigualdades se não for assegurado um acesso equitativo. É vital desenvolver estratégias que garantam que todas as populações, especialmente as mais vulneráveis, possam beneficiar dos avanços tecnológicos. Isto inclui a disponibilização de infra-estruturas tecnológicas em áreas mal servidas e a educação sobre a utilização de novas ferramentas.

3. Consentimento informado e autonomia

A utilização de tecnologias avançadas deve ser acompanhada de práticas correctas de consentimento informado. Os doentes devem estar plenamente conscientes da forma como os seus dados serão utilizados e ter o direito de optar por não participar em programas tecnológicos, se assim o desejarem. Isto é essencial para respeitar a autonomia dos doentes.

4. Sustentabilidade e custo

Embora a tecnologia possa melhorar a eficiência e a qualidade dos cuidados de saúde, pode também implicar custos significativos. É essencial avaliar a sustentabilidade económica das inovações tecnológicas e garantir que os benefícios compensam os custos. A adoção de tecnologias deve ser economicamente viável e não deve comprometer a acessibilidade aos cuidados.

Conclusão

A inovação e a tecnologia estão a transformar o domínio dos cuidados de saúde, oferecendo oportunidades sem precedentes para melhorar o diagnóstico, o tratamento e a gestão dos cuidados. O tratamento de grandes quantidades de dados de saúde coloca desafios críticos em termos de privacidade e segurança. A recolha e a utilização de dados médicos, especialmente com tecnologias avançadas como a inteligência artificial e a análise de grandes volumes de dados, exigem medidas de segurança rigorosas para proteger as informações dos doentes. A implementação de quadros regulamentares sólidos e a adoção de tecnologias como a cadeia de blocos para garantir a integridade e a confidencialidade dos dados são essenciais. Além disso, os doentes devem ser informados e dar o seu consentimento sobre a forma como os seus dados serão utilizados, mantendo assim a sua autonomia e confiança no sistema de saúde. A rápida adoção de novas tecnologias pode exacerbar as desigualdades existentes se não for assegurado um acesso equitativo. É vital desenvolver estratégias inclusivas que garantam que todas as populações, especialmente as mais vulneráveis, possam beneficiar destes avanços. Isto inclui a disponibilização de infra-estruturas tecnológicas em áreas mal servidas, a educação sobre a utilização de novas ferramentas e subsídios para dispositivos e serviços tecnológicos. A equidade no acesso à tecnologia é um imperativo ético para evitar a criação de um fosso digital na saúde. A utilização de tecnologias avançadas deve ser acompanhada de práticas correctas de consentimento informado. Os doentes devem estar plenamente conscientes da forma como os seus dados serão utilizados e ter o direito de optar por não participar em programas tecnológicos, se assim o desejarem. Isto é essencial para respeitar a autonomia dos doentes e garantir que as decisões sobre a sua saúde sejam tomadas de forma livre e informada. As tecnologias devem ser utilizadas para capacitar os doentes e não para restringir a sua liberdade de escolha. Embora a tecnologia possa melhorar a eficiência e a qualidade dos cuidados de saúde, pode também implicar custos significativos. É essencial avaliar a sustentabilidade económica das inovações tecnológicas e garantir que os benefícios são superiores aos custos. A adoção de tecnologias deve ser economicamente viável e não deve comprometer a acessibilidade aos cuidados. Os sistemas de saúde devem encontrar um equilíbrio entre o investimento em novas tecnologias e a garantia de que esses investimentos geram benefícios tangíveis para os doentes. Um desafio significativo é a interoperabilidade dos sistemas tecnológicos de cuidados de saúde. A capacidade de os diferentes sistemas e dispositivos comunicarem e partilharem informações de forma eficaz é crucial para a coordenação e a eficiência dos cuidados. A falta de interoperabilidade pode levar à fragmentação dos cuidados e à duplicação de esforços. É essencial estabelecer normas e protocolos que facilitem a integração e o intercâmbio seguro de dados entre várias plataformas tecnológicas. A inteligência artificial (IA) e a aprendizagem automática apresentam desafios éticos únicos. Os algoritmos de IA devem ser transparentes e justos, evitando preconceitos que podem perpetuar as desigualdades nos cuidados de saúde. Além disso, a tomada de decisões automatizada deve ser complementada por um julgamento clínico humano, garantindo que as decisões críticas sobre os cuidados de saúde dos doentes se baseiam numa combinação de dados e empatia. A IA deve ser uma ferramenta para melhorar a capacidade dos profissionais de saúde e não para os substituir. A implementação de novas tecnologias de saúde exige um quadro de governação sólido que garanta a responsabilidade e a responsabilização. Os criadores e fornecedores de tecnologias devem respeitar normas e regulamentos éticos rigorosos para proteger os doentes. As organizações de saúde devem criar comités de ética e grupos de trabalho dedicados a avaliar o impacto das tecnologias emergentes e a formular políticas que promovam a sua utilização ética e responsável. A tecnologia deve ser utilizada para melhorar a qualidade de vida e o bem-estar dos doentes e não apenas para otimizar a eficiência do sistema de saúde. Isto inclui a avaliação da forma como as tecnologias afectam a relação médico-doente, a qualidade dos cuidados e a experiência do doente. Os avanços tecnológicos devem ser humanizados, mantendo sempre a dignidade e o bem-estar dos indivíduos no centro. À medida que avançamos para um futuro cada vez mais tecnológico, é imperativo que os profissionais de saúde, os criadores de tecnologias, as entidades reguladoras e a sociedade em geral trabalhem em conjunto para enfrentar estes desafios éticos. A colaboração e o diálogo permanente serão essenciais para garantir que as inovações tecnológicas beneficiem todos de uma forma equitativa e justa. A tecnologia tem o potencial de transformar radicalmente os cuidados de saúde, mas apenas se for implementada com um firme compromisso para com a ética e os direitos humanos. Ao aproveitar estas tecnologias de uma forma equitativa e ética, podemos avançar para um sistema de saúde que seja não só mais eficiente e eficaz, mas também mais acessível e justo para todos. Nos capítulos seguintes, iremos explorar a forma como estes avanços tecnológicos podem ser integrados na prática clínica e como os profissionais de saúde se podem adaptar e contribuir para esta transformação tecnológica, sempre com uma abordagem ética que respeite e promova a dignidade humana e a justiça social.

CAPÍTULO 6
EDUCAÇÃO PARA A SAÚDE E LITERACIA PARA TODOS INTRODUÇÃO À LITERACIA E EDUCAÇÃO PARA A SAÚDE

A educação e a literacia em saúde são componentes essenciais da capacitação dos indivíduos e das comunidades para gerirem o seu bem-estar. A literacia em saúde refere-se não só à capacidade de ler e compreender informações médicas, mas também à capacidade de aplicar esses conhecimentos na tomada de decisões informadas em matéria de saúde. Uma população bem informada pode prevenir doenças, gerir doenças crónicas e navegar eficazmente no sistema de saúde. Este capítulo aborda a importância da educação e da literacia em saúde, os desafios existentes e as estratégias para melhorar estes aspectos a nível individual e coletivo.

Importância da literacia em saúde

1. Melhorar os resultados no domínio da saúde

Uma literacia em saúde elevada está associada a melhores resultados em termos de saúde. As pessoas que compreendem as informações sobre saúde têm mais probabilidades de seguir os conselhos médicos, tomar os medicamentos corretamente e participar em actividades preventivas. A educação para a saúde também incentiva a adesão ao tratamento e ao rastreio preventivo, o que pode levar a um diagnóstico precoce e a uma gestão mais eficaz da doença.

2. Redução de custos

A literacia em saúde contribui para a poupança de custos no sistema de saúde, reduzindo a necessidade de intervenções de emergência e de hospitalizações. As pessoas bem informadas podem gerir melhor as suas doenças crónicas e evitar complicações graves. Além disso, a prevenção de doenças através da literacia em saúde reduz os encargos financeiros dos indivíduos e dos sistemas de saúde.

3. Promover o autocuidado

A educação para a saúde incentiva o autocuidado, permitindo que as pessoas assumam um papel ativo na gestão da sua saúde. Isto inclui a adoção de hábitos saudáveis, a monitorização dos sintomas e a procura de cuidados médicos quando necessário. A educação para a saúde também capacita as pessoas a fazerem escolhas informadas e a sentirem-se mais confiantes na gestão do seu bem-estar.

Desafios da literacia em saúde

1. Complexidade da informação médica

A informação médica é frequentemente complexa e pode ser difícil de compreender por pessoas sem formação especializada. A utilização de terminologia técnica e a falta de material didático claro e acessível constituem obstáculos significativos. O excesso de informação e a variabilidade na qualidade das fontes também podem confundir os doentes.

2. Desigualdades socioeconómicas

As desigualdades socioeconómicas afectam a literacia em saúde. As pessoas menos instruídas, com baixos rendimentos ou que pertencem a minorias étnicas podem ter menos acesso a informação adequada sobre saúde e a recursos educativos. Estas desigualdades podem perpetuar ciclos de saúde precária e acesso limitado aos cuidados de saúde.

3. Acesso à informação

O acesso à informação sobre saúde varia significativamente entre as diferentes regiões e populações. As zonas rurais e as comunidades marginalizadas carecem frequentemente de recursos educativos e de acesso à Internet, o que limita a sua capacidade de obter informações actualizadas e pertinentes. As barreiras linguísticas e culturais podem também dificultar o acesso a informações compreensíveis e úteis.

Estratégias para melhorar a literacia e a educação para a saúde

1. Simplificação das informações médicas

É fundamental que a informação médica seja compreensível para todos os níveis de literacia. Isto inclui:

• Utilização de linguagem simples: Evitar a terminologia técnica e utilizar uma linguagem simples. A comunicação deve ser direta e fácil de compreender.

• Materiais visuais: Utilizar gráficos, infografias e vídeos para explicar conceitos complexos. As representações visuais podem ajudar a clarificar as informações e torná-las mais acessíveis.

• Tradução e adaptação cultural: Assegurar que a informação está disponível em várias línguas e que é culturalmente relevante. A adaptação dos materiais educativos às necessidades e contextos específicos das comunidades pode melhorar a compreensão e a aceitação.

2. Programas de educação comunitária

Os programas de educação comunitária são fundamentais para melhorar a literacia em saúde:

• Workshops e seminários: Organizar eventos educativos sobre questões de saúde relevantes para a comunidade. Estes eventos podem ser interactivos e participativos, incentivando a aprendizagem ativa.

• Promotores de saúde: Formar membros da comunidade para actuarem como promotores de saúde, divulgando informações e apoiando os seus vizinhos. Os promotores de saúde podem atuar como ligações eficazes entre os serviços de saúde e a comunidade.

• Colaboração com escolas e organizações: Estabelecer parcerias com instituições e organizações educativas locais para integrar a educação para a saúde nos seus programas. As escolas e as organizações comunitárias podem desempenhar um papel fundamental na divulgação de informações sobre saúde.

3. Utilização da tecnologia

A tecnologia pode ser uma ferramenta poderosa para melhorar a educação para a saúde:

• Aplicações de saúde: Desenvolver aplicações móveis que forneçam informações sobre saúde, lembretes de medicação e recursos educativos. Estas aplicações podem oferecer conteúdos personalizados e acessíveis em qualquer altura.

• Telemedicina: Utilizar plataformas de telemedicina para fornecer consultas educativas e aconselhamento em matéria de saúde. A telemedicina pode alargar o alcance dos serviços educativos e prestar apoio contínuo.

• Redes sociais: Utilizar as redes sociais para divulgar informações sobre saúde e promover hábitos saudáveis. As campanhas nas redes sociais podem atingir públicos amplos e diversificados, incentivando o envolvimento e a interação.

4. Promoção da formação contínua

A educação para a saúde deve ser um processo contínuo ao longo da vida:

• Programas de educação para adultos: Oferecer cursos de educação para a saúde e seminários para adultos. A formação contínua pode atualizar os conhecimentos e as competências das pessoas em matéria de saúde.

• Formação dos profissionais de saúde: Assegurar que os profissionais de saúde recebem formação em comunicação e educação para a saúde eficazes. Os profissionais devem estar preparados para explicar conceitos médicos de uma forma clara e compreensível.

• Campanhas de sensibilização: Realizar campanhas regulares para aumentar a sensibilização para a importância da literacia em saúde. As campanhas podem utilizar uma variedade de meios de comunicação para divulgar mensagens-chave e motivar a aprendizagem.

Exemplos de iniciativas bem sucedidas

1. Projeto de Literacia em Saúde nos Estados Unidos

O Projeto de Literacia em Saúde é uma iniciativa destinada a melhorar a literacia em saúde em comunidades de baixos rendimentos nos Estados Unidos. Este projeto fornece uma variedade de recursos e ferramentas educativas para ajudar as pessoas a compreender e gerir melhor a sua saúde. As actividades do Health Literacy Project incluem:

• Workshops educativos: São organizados seminários comunitários em que são ensinadas competências básicas de saúde, tais como ler os rótulos dos medicamentos, interpretar os resultados dos exames médicos e compreender as instruções médicas. Estes seminários são interactivos e concebidos para serem acessíveis a pessoas com diferentes níveis de literacia.

• Materiais didácticos: O projeto desenvolve e distribui materiais educativos claros e de fácil compreensão, incluindo brochuras, guias e vídeos educativos. Estes materiais estão disponíveis em várias línguas e são adaptados culturalmente para serem relevantes para as comunidades que servem.

• Apoio personalizado: Através de conselheiros de saúde comunitários, o projeto oferece apoio individualizado para ajudar as pessoas a navegar no sistema de saúde, gerir as suas doenças crónicas e tomar decisões informadas sobre a sua saúde. Os conselheiros trabalham diretamente com os indivíduos para fornecer orientação e responder a perguntas.

• Programas de formação: O Projeto de Literacia em Saúde também oferece programas de formação para profissionais de saúde, ensinando-lhes como comunicar eficazmente a informação médica e como apoiar melhor os doentes com baixa literacia em saúde.

O impacto do Projeto de Literacia em Saúde tem sido significativo, demonstrando melhorias na compreensão e gestão da saúde entre as populações vulneráveis, reduzindo as taxas de hospitalização e melhorando a adesão ao tratamento médico.

2.   Promotores de saúde na América Latina

Em muitos países da América Latina, os promotores de saúde desempenham um papel fundamental na educação da comunidade e na melhoria da literacia em saúde. Estes promotores são geralmente membros da comunidade que receberam formação específica em questões de saúde e actuam como elos de ligação entre a comunidade e o sistema de saúde. Algumas das principais características e actividades dos promotores de saúde incluem

• Formação comunitária: Os promotores de saúde recebem formação em várias áreas da saúde, incluindo a prevenção de doenças, a gestão de doenças crónicas, a saúde reprodutiva e os primeiros socorros. Esta formação permite-lhes educar e ajudar eficazmente os seus vizinhos.

• Visitas ao domicílio: Os promotores visitam as casas das pessoas para fornecer informações e apoio personalizado. Estas visitas permitem uma abordagem mais individualizada e podem responder às necessidades específicas de cada família.

• Workshops e palestras: Organizar e facilitar workshops e palestras sobre temas de saúde relevantes para a comunidade, promovendo práticas saudáveis e a prevenção de doenças. Estes eventos também proporcionam um espaço para os membros da comunidade fazerem perguntas e receberem respostas fiáveis.

• Campanhas de saúde pública: Os promotores participam em campanhas de saúde pública, distribuindo materiais educativos e ajudando a organizar eventos comunitários, tais como dias de vacinação, feiras de saúde e programas de rastreio de doenças.

O modelo do promotor de saúde provou ser extremamente eficaz para melhorar a literacia em saúde e promover práticas de saúde.

O projeto visa melhorar os resultados em matéria de saúde nas comunidades rurais e urbanas da América Latina, reduzindo as lacunas no acesso à informação e melhorando os resultados em matéria de saúde.

3. Candidatura "Doctoralia" em Espanha

A Doctoralia é uma plataforma digital que revolucionou o acesso à informação sobre saúde em Espanha e noutros países. A aplicação permite aos utilizadores procurar informação sobre doenças, tratamentos e profissionais de saúde, oferecendo um espaço de interação entre pacientes e médicos. Algumas das características mais destacadas da Doctoralia são:

• Pesquisa de profissionais de saúde: Os utilizadores podem pesquisar e encontrar médicos e especialistas em várias áreas de saúde, ver os seus perfis, ler as opiniões de outros pacientes e marcar consultas online. Isto facilita o acesso a profissionais de confiança e permite aos doentes tomar decisões informadas sobre os seus cuidados de saúde.

• Informação sobre saúde: A Doctoralia fornece uma vasta base de dados de informação sobre sintomas, doenças e tratamentos, escritos numa linguagem clara e acessível. Esta informação é revista por profissionais médicos, garantindo a sua exatidão e relevância.

• Interação médico-paciente: A plataforma permite que os pacientes façam perguntas aos médicos e recebam respostas em linha. Esta função é particularmente útil para esclarecer dúvidas e obter aconselhamento médico sem necessidade de deslocação.

• Gestão de consultas: A Doctoralia facilita a gestão de consultas médicas, permitindo aos utilizadores marcar, modificar ou cancelar consultas de forma fácil e rápida. Também envia lembretes automáticos, ajudando os pacientes a manter as suas consultas e a seguir os seus planos de tratamento.

A Doctoralia melhorou significativamente o acesso a informações de saúde de qualidade e facilitou a comunicação entre os doentes e os profissionais de saúde. saúde, contribuindo para uma maior literacia em matéria de saúde e para a tomada de decisões informadas.

Desempenho dos profissionais de saúde

1. Comunicação eficaz

Os profissionais de saúde devem desenvolver competências de comunicação eficazes para transmitir informações médicas de forma clara e compreensível. Isto inclui:

• Escuta ativa: Prestar atenção às preocupações e perguntas dos doentes. A escuta ativa ajuda a criar confiança e a compreender melhor as necessidades dos doentes.

• Explicar claramente: Utilizar uma linguagem simples e assegurar que os doentes compreendem a informação fornecida. Os médicos devem evitar a utilização de jargão médico e ser claros nas suas explicações.

• Confirmar a compreensão: Pedir aos doentes que repitam a informação para garantir que compreenderam corretamente. A técnica "teach-back" é útil para verificar a compreensão.

2. Educação e Aconselhamento

Os profissionais de saúde devem desempenhar um papel ativo na educação dos seus pacientes:

• Sessões educativas: Oferecer sessões educativas durante as consultas para explicar o diagnóstico, o tratamento e as medidas preventivas. As sessões educativas podem incluir demonstrações práticas e materiais de apoio.

• Materiais educativos: Fornecer folhetos, vídeos e outros materiais educativos para os doentes reverem em casa. Os materiais devem ser claros, concisos e fáceis de compreender.

• Apoio contínuo: Fornecer acompanhamento e apoio contínuo para ajudar os pacientes a implementar e manter hábitos saudáveis. O apoio contínuo pode incluir chamadas de acompanhamento, mensagens de texto e lembretes de consultas.

Conclusão

A educação e a literacia em saúde são fundamentais para melhorar a saúde e o bem-estar dos indivíduos e das comunidades. Ao abordar as barreiras existentes e ao empregar estratégias eficazes, podemos capacitar os indivíduos para tomarem decisões informadas sobre a sua saúde e adoptarem práticas de autocuidado. De um ponto de vista ético, é essencial garantir que todas as pessoas, independentemente do seu contexto socioeconómico ou cultural, tenham acesso à informação e aos recursos de que necessitam para gerir eficazmente a sua saúde. É um dever obrigatório dos profissionais de saúde assumir a liderança na conceção e implementação de programas de educação para a saúde. Estes programas devem tirar partido de todos os meios disponíveis, incluindo workshops comunitários, materiais educativos, tecnologia digital e redes sociais, para chegar a diversas populações e garantir que a informação é transmitida de forma eficaz. A responsabilidade dos profissionais de saúde não se limita aos cuidados clínicos; inclui também a missão de educar e orientar os doentes e as comunidades para uma melhor compreensão e gestão da sua saúde. Os profissionais de saúde desempenham um papel crucial neste processo, e o seu empenhamento na educação e na comunicação eficaz pode fazer uma diferença significativa na vida dos seus doentes. Ao criar e divulgar materiais educativos claros e acessíveis, e através de uma formação contínua em competências de comunicação, os profissionais podem garantir que os seus pacientes compreendem e podem atuar com base nas informações de saúde que recebem. A literacia em saúde não só melhora os resultados individuais, como também fortalece as comunidades e contribui para a equidade na saúde. Uma população bem informada está mais bem equipada para prevenir doenças, gerir doenças crónicas e participar ativamente nos seus cuidados. Além disso, a literacia em saúde promove a justiça social, garantindo que todos, independentemente do estatuto socioeconómico, tenham a mesma oportunidade de atingir o seu pleno potencial de saúde.

CAPÍTULO 7
COLABORAÇÃO INTERSECTORIAL PARA A PROMOÇÃO DA SAÚDE
INTRODUÇÃO À COLABORAÇÃO INTERSECTORIAL

A promoção da saúde é um esforço coletivo que transcende as fronteiras do sector da saúde. A colaboração intersectorial envolve a cooperação entre sectores, como a educação, a habitação, os transportes e o ambiente, para abordar os determinantes sociais da saúde e criar ambientes que apoiem o bem-estar. Esta abordagem reconhece que a saúde é influenciada por uma vasta gama de factores e que a ação conjunta pode ter um impacto significativo na melhoria dos resultados em matéria de saúde.

Importância da colaboração intersectorial

1. Abordar os determinantes sociais da saúde

Os determinantes sociais da saúde, como a educação, o emprego, a habitação e o ambiente físico, têm um impacto profundo na saúde das pessoas. A colaboração intersectorial permite abordar estes determinantes de uma forma abrangente, promovendo um ambiente favorável à saúde e ao bem-estar. Ao trabalhar em conjunto, os sectores podem identificar e abordar as causas subjacentes às disparidades na saúde, como a pobreza, a desigualdade e o acesso limitado a recursos essenciais.

2. Otimização de recursos

A colaboração entre diferentes sectores permite uma utilização mais eficiente dos recursos disponíveis. Ao combinar esforços e partilhar conhecimentos, é possível desenvolver soluções mais eficazes e sustentáveis. A otimização dos recursos não só reduz os custos, como também maximiza o impacto das intervenções, garantindo que os benefícios chegam às populações que deles mais necessitam.

3. Inovação e criatividade

A interação entre diversos sectores promove a inovação e a criatividade no desenvolvimento de intervenções no domínio da saúde. As perspectivas únicas de cada sector podem contribuir para soluções inovadoras e mais eficazes. A diversidade de ideias e abordagens pode levar à criação de programas mais abrangentes e adaptados às necessidades específicas da comunidade.

Modelos e estratégias de colaboração intersectorial

1. Modelos de governação colaborativa

Os modelos de governação em colaboração fornecem uma estrutura para a cooperação intersectorial. Estes modelos incluem:

• Comités intersectoriais: Grupos de trabalho constituídos por representantes de diferentes sectores que se reúnem regularmente para planear e coordenar acções. Estes comités podem desenvolver estratégias integradas e supervisionar a sua implementação.

• Parcerias Público-Privadas: Colaborações entre o sector público e as empresas privadas para enfrentar desafios de saúde específicos. Estas parcerias podem mobilizar recursos adicionais e tirar partido da experiência do sector privado.

• Redes comunitárias: Coligações de organizações comunitárias que trabalham em conjunto para promover a saúde na sua comunidade. As redes comunitárias podem fomentar a participação local e garantir que as intervenções sejam culturalmente relevantes.

2. Abordagens baseadas na comunidade

As abordagens baseadas na comunidade envolvem os membros da comunidade na conceção e implementação de intervenções de saúde. Isto inclui:

• Participação da comunidade: Envolver os residentes na identificação dos problemas de saúde e na decisão sobre as soluções. A participação ativa da comunidade garante que as intervenções sejam aceites e sustentáveis.

• Capacitação da comunidade: Reforçar as capacidades da comunidade para liderar e manter iniciativas no domínio da saúde. A capacitação desenvolve a auto-eficácia e a resiliência da comunidade.

3. Integração de políticas

A integração de políticas envolve a coordenação de políticas entre sectores para promover a saúde. As estratégias incluem:

• Saúde em todas as políticas (HiAP): Uma abordagem que incorpora considerações de saúde em todas as áreas políticas, desde o planeamento urbano à educação e aos transportes. Esta abordagem garante que as políticas em todos os sectores contribuem para melhorar a saúde pública.

• Avaliação do impacto na saúde (AIS): Uma ferramenta que avalia as potenciais consequências para a saúde de uma política, plano ou projeto em qualquer sector, com o objetivo de melhorar os resultados em termos de saúde. A AIS pode identificar oportunidades para atenuar os impactos negativos e maximizar os benefícios para a saúde.

Exemplos de colaboração intersectorial

1. Programas de escolas saudáveis

As escolas podem ser um local crucial para a promoção da saúde. Os programas de escolas saudáveis envolvem a colaboração entre o sector da educação e o sector da saúde para:

• Educação para a saúde: Incluir questões de saúde no currículo escolar. Estas questões podem ir desde a nutrição e a atividade física até à saúde mental e à prevenção de doenças.

• Ambientes escolares saudáveis: Melhorar a nutrição e promover a atividade física nas escolas. Isto pode incluir a implementação de programas de almoços saudáveis e a criação de espaços para o exercício e o jogo ativo.

• Serviços de saúde escolar: Prestar serviços de saúde física e mental nas escolas. Os serviços podem incluir enfermeiros escolares, conselheiros e programas de rastreio de saúde.

2. Projectos de habitação saudável

A qualidade da habitação tem um impacto significativo na saúde. Os projectos de habitação saudável, que envolvem a colaboração entre o sector da habitação e o sector da saúde, podem

• Melhorar a qualidade do ar interior: Reduzir os poluentes e melhorar a ventilação. Isto pode implicar a remoção de bolor e a instalação de sistemas de ventilação adequados.

• Garantir a segurança da habitação: Eliminar os riscos de segurança e melhorar a acessibilidade. Isto pode incluir a reparação de estruturas perigosas e a instalação de rampas e barras de apoio.

• Promover ambientes seguros e saudáveis: Criar espaços verdes e zonas de lazer. Os espaços verdes melhoram não só a saúde física, mas também o bem-estar mental.

3. Transportes e saúde

O sector dos transportes também desempenha um papel importante na saúde pública. As iniciativas em matéria de transportes saudáveis podem incluir:

• Promoção do transporte ativo: Promover as deslocações de bicicleta e a pé através da criação de infra-estruturas adequadas. Isto pode incluir a construção de pistas para bicicletas e a melhoria dos pavimentos.

• Redução da poluição atmosférica: Aplicar políticas para reduzir as emissões dos veículos e promover a utilização dos transportes públicos. Tal pode implicar o desenvolvimento de sistemas de transportes públicos eficientes e acessíveis.

• Segurança rodoviária: Aplicar medidas para reduzir os acidentes de viação e melhorar a segurança rodoviária. As medidas podem incluir a instalação de semáforos, a criação de zonas de baixa velocidade e a educação para a segurança rodoviária.

Benefícios da colaboração intersectorial

1. Melhorar a saúde da população

As intervenções intersectoriais podem abordar de forma mais eficaz os determinantes sociais da saúde, melhorando os resultados de saúde a nível da população. Ao trabalharem em conjunto, os sectores podem criar ambientes que promovam a saúde e previnam a doença.

2. Reduzir as desigualdades no domínio da saúde

A colaboração intersectorial pode ajudar a reduzir as desigualdades em matéria de saúde, garantindo que os recursos e as intervenções cheguem às populações mais vulneráveis e desfavorecidas. A equidade na saúde é reforçada quando todos os sectores contribuem para eliminar os obstáculos ao acesso a cuidados de qualidade.

3. Reforço da coesão social

O trabalho conjunto entre sectores e a participação da comunidade podem reforçar a coesão social e promover um sentimento de propriedade e responsabilidade partilhadas. A colaboração intersectorial não só melhora a saúde, como também constrói comunidades mais coesas e resistentes.

Desafios e obstáculos à colaboração intersectorial

1. Diferenças de objectivos e prioridades

Cada sector tem os seus próprios objectivos e prioridades, o que pode dificultar o alinhamento e a colaboração efectiva. É essencial encontrar um terreno comum e trabalhar para objectivos partilhados.

2. Falta de comunicação e coordenação

A falta de comunicação e de coordenação entre sectores pode resultar na fragmentação dos esforços e na duplicação de recursos. O estabelecimento de canais de comunicação claros e de mecanismos de coordenação pode atenuar estes problemas.

3. Barreiras estruturais e culturais

As diferenças estruturais e culturais entre sectores podem constituir obstáculos significativos à colaboração. É necessário desenvolver estratégias para ultrapassar estas diferenças e promover um ambiente de colaboração.

Estratégias para ultrapassar os obstáculos

1. Estabelecimento de objectivos comuns

A definição de objectivos comuns que beneficiem todos os sectores envolvidos pode ajudar a alinhar prioridades e promover a colaboração. Os objectivos partilhados devem ser claros, realizáveis e mensuráveis.

2. Melhorar a comunicação e a coordenação

O desenvolvimento de canais de comunicação claros e eficientes e a criação de mecanismos de coordenação podem melhorar a colaboração entre sectores. Reuniões regulares e plataformas de comunicação podem facilitar o intercâmbio de informações e a tomada de decisões conjuntas.

3. Formação e sensibilização

A formação de agentes de diferentes sectores sobre a importância da colaboração intersectorial e a sensibilização para os benefícios do trabalho conjunto podem ajudar a ultrapassar barreiras culturais e estruturais. A formação contínua e as actividades de formação de equipas podem reforçar a colaboração.

Conclusão

A colaboração intersectorial é essencial para uma promoção eficaz da saúde. Ao conjugar esforços e recursos entre sectores, podemos abordar de forma abrangente os determinantes sociais da saúde e criar ambientes que apoiem o bem-estar. Os profissionais de saúde têm um papel crucial na liderança e no apoio a estas iniciativas, assegurando que as políticas e os programas são desenvolvidos e implementados de forma eficaz e equitativa. Especificamente, os profissionais de saúde devem assumir papéis de liderança na formação e coordenação de comissões e parcerias intersectoriais, convocando reuniões e facilitando diálogos entre representantes de diferentes sectores para discutir estratégias e coordenar esforços. Além disso, devem colaborar com outros sectores para criar planos de ação integrados que abordem os determinantes sociais da saúde, delegar tarefas e responsabilidades claras aos diferentes actores envolvidos e garantir que cada sector contribua de forma significativa. Estes devem desenvolver indicadores de desempenho para medir o impacto das intervenções, realizar avaliações periódicas para acompanhar os progressos e fazer os ajustamentos necessários aos programas e partilhar os resultados com todas as partes interessadas, utilizando os dados para melhorar as intervenções futuras. Os profissionais de saúde devem desenvolver programas de formação para que os agentes de outros sectores compreendam os determinantes sociais da saúde e a forma como as suas acções podem influenciar o bem-estar da comunidade. Devem também promover a literacia em saúde, assegurando que a informação sobre saúde é acessível e compreensível para todos os sectores envolvidos, e sensibilizar para a importância da colaboração intersectorial e para os benefícios de trabalhar em conjunto para melhorar a saúde pública. Em termos de implementação de políticas e programas intersectoriais, os profissionais de saúde devem trabalhar para integrar as políticas de saúde em todas as áreas do governo, assegurando que as decisões em sectores como os transportes, a educação e a habitação têm em conta o seu impacto na saúde. Devem estabelecer mecanismos de comunicação claros e eficientes entre sectores para garantir uma implementação harmoniosa dos programas e fornecer aconselhamento técnico e apoio para garantir que as intervenções se baseiam nas melhores provas disponíveis e são adaptadas às necessidades específicas da comunidade. Os profissionais de saúde devem assegurar que os membros da comunidade tenham uma palavra a dizer no planeamento e na execução das intervenções de saúde, fornecer instrumentos e recursos para que a comunidade possa liderar e manter as iniciativas de saúde a longo prazo e manter a comunidade informada sobre os progressos e os resultados das intervenções, com uma responsabilização transparente. Embora existam desafios e barreiras, as estratégias descritas neste capítulo podem ajudar a ultrapassá-los e a promover uma cooperação bem sucedida. A colaboração intersectorial não só melhora os resultados em termos de saúde, como também reforça a coesão social e promove um sentido de propriedade e de responsabilidade partilhada.

CAPÍTULO 8

SUSTENTABILIDADE E RESILIÊNCIA NA SAÚDE MUNDIAL UMA INTRODUÇÃO À SUSTENTABILIDADE E À RESILIÊNCIA NA SAÚDE

A sustentabilidade e a resiliência são conceitos fundamentais no domínio da saúde mundial. A sustentabilidade no domínio da saúde refere-se à capacidade dos sistemas de saúde para manter e melhorar os padrões de cuidados ao longo do tempo sem comprometer a capacidade das gerações futuras para satisfazerem as suas próprias necessidades de saúde. A resiliência, por outro lado, refere-se à capacidade dos sistemas de saúde para se adaptarem e responderem eficazmente a crises, catástrofes e alterações ambientais. Neste capítulo, exploraremos a importância destes conceitos, os desafios actuais e as estratégias para promover a sustentabilidade e a resiliência na saúde mundial.

Importância da sustentabilidade na saúde

1. Recursos limitados

Os recursos para os cuidados de saúde são limitados e devem ser geridos de forma eficiente para garantir a sua disponibilidade a longo prazo. A sustentabilidade garante que os sistemas de saúde podem funcionar continuamente sem esgotar os recursos naturais, económicos e humanos.

2. Alterações climáticas e saúde

As alterações climáticas têm um impacto significativo na saúde mundial, afectando a disponibilidade de água potável, a segurança alimentar e a propagação de doenças. A sustentabilidade no sector da saúde inclui estratégias para atenuar estes impactos e adaptar-se às novas realidades ambientais.

3. Equidade intergeracional

A sustentabilidade também envolve a consideração do bem-estar das gerações futuras. Uma abordagem sustentável da saúde garante que as decisões de hoje não comprometem a capacidade de as gerações futuras gozarem de boa saúde.

Importância da resiliência na saúde

1. Resposta a crises e catástrofes

Os sistemas de saúde resilientes podem responder eficazmente a crises e catástrofes, minimizando o impacto na população. Isto inclui a preparação para pandemias, catástrofes naturais e conflitos.

2. Adaptabilidade

A resiliência permite que os sistemas de saúde se adaptem a mudanças rápidas e enfrentem desafios emergentes, como novas doenças, mudanças demográficas e alterações na disponibilidade de recursos.

3. Continuidade dos cuidados

Os sistemas de saúde resilientes asseguram a continuidade dos cuidados mesmo em situações adversas, protegendo as populações mais vulneráveis e mantendo os serviços essenciais.

Desafios à sustentabilidade e à resiliência na saúde mundial

1. Financiamento inadequado

O financiamento inadequado e a falta de investimento em infra-estruturas de saúde sólidas são os principais obstáculos à sustentabilidade e à resiliência. Sem recursos financeiros adequados, é difícil manter serviços de saúde de qualidade e responder a situações de emergência.

2. Desigualdades na saúde

As desigualdades no domínio da saúde, tanto no interior dos países como entre eles, dificultam a aplicação de estratégias sustentáveis e resilientes. As populações vulneráveis não têm frequentemente acesso a serviços de saúde adequados e são mais afectadas por crises e catástrofes.

3. Alterações climáticas

As alterações climáticas colocam desafios significativos à saúde mundial, agravando as doenças existentes e facilitando o aparecimento de novas doenças. Os sistemas de saúde devem adaptar-se rapidamente a estas alterações para proteger as populações.

4. Governação e política

A falta de uma governação eficaz e de políticas de saúde integradas pode limitar a capacidade dos sistemas de saúde para serem sustentáveis e resilientes. A coordenação e o planeamento a nível local, nacional e internacional são essenciais.

Estratégias para promover a sustentabilidade da saúde

1. Eficiência energética e redução de emissões

A implementação de práticas de eficiência energética nas instalações de cuidados de saúde e a redução das emissões de carbono são passos cruciais para a sustentabilidade. Isto inclui a utilização de fontes de energia renováveis, como a solar e a eólica, a conceção e construção de instalações de cuidados de saúde sustentáveis que minimizem o impacto ambiental e a implementação de práticas eficazes de gestão de resíduos para reduzir o impacto ambiental.

2. Conservação de recursos

A gestão sustentável de recursos como a água e o material médico é essencial. As estratégias incluem a utilização racional da água, através da implementação de sistemas de poupança e reciclagem de água nas instalações de cuidados de saúde, e a otimização dos materiais médicos para uma utilização eficiente e a redução dos resíduos.

3. Promoção e prevenção da saúde

O investimento na promoção da saúde e na prevenção de doenças pode reduzir a carga sobre os sistemas de saúde e melhorar a sustentabilidade a longo prazo. Tal inclui a expansão da cobertura da vacinação para prevenir doenças infecciosas e a promoção de estilos de vida saudáveis através de programas de educação para a saúde.

Estratégias para reforçar a resiliência na saúde

1. Preparação para emergências

O desenvolvimento e a manutenção de planos de preparação para emergências são essenciais para a resiliência. Isto inclui o estabelecimento de planos de contingência com protocolos claros para responder a diferentes tipos de crises e a formação do pessoal de saúde através de exercícios regulares para garantir a preparação.

2. Infra-estruturas resilientes

É crucial desenvolver infra-estruturas de saúde que possam resistir a catástrofes e continuar a funcionar em condições adversas. Isto inclui a conceção de instalações de saúde resistentes a catástrofes naturais, como terramotos e inundações, e a implementação de sistemas de reserva de eletricidade, água e comunicações.

3. Colaboração internacional

A colaboração a nível internacional é crucial para enfrentar os desafios globais e reforçar a resiliência. Tal inclui a partilha de informações e de boas práticas entre países e organizações internacionais e o estabelecimento de acordos de cooperação para prestar assistência mútua em tempos de crise.

Exemplos de sustentabilidade e resiliência na saúde

1. Sistema de saúde da Costa Rica

A Costa Rica é reconhecida pelo seu sistema de saúde sustentável e resistente. O país alcançou a cobertura universal de saúde através da Caja Costarricense de Seguro Social (CCSS), que financia e administra a maioria dos serviços de saúde do país. O investimento em energias renováveis tem sido um pilar fundamental da sustentabilidade da Costa Rica. Cerca de 99% da eletricidade do país provém de fontes renováveis, como a energia hidroelétrica, geotérmica, eólica e solar. Esta transição energética não só reduziu as emissões de carbono, como também melhorou a qualidade do ar e, consequentemente, a saúde pública.

Além disso, a Costa Rica implementou políticas de saúde pública eficazes que promovem a prevenção e os cuidados pessoais. Os programas de vacinação universal e as campanhas de educação sanitária reduziram significativamente a incidência de doenças infecciosas e crónicas. As infra-estruturas de saúde também foram concebidas para serem resistentes, com hospitais e centros de saúde construídos para resistir a terramotos e outras catástrofes naturais. A Costa Rica demonstrou como o investimento em infra-estruturas sustentáveis e a promoção de políticas de saúde pública podem melhorar a saúde e a resiliência do sistema de saúde.

2. Preparação para emergências no Japão

O Japão desenvolveu um dos sistemas de preparação para catástrofes mais avançados do mundo, com base na sua experiência com terramotos, tsunamis e outras catástrofes naturais. As infra-estruturas de saúde no Japão foram concebidas para resistir a grandes terramotos e tsunamis, graças a normas de construção rigorosas e à utilização de tecnologias de engenharia avançadas. Os hospitais e centros de saúde estão equipados com sistemas de emergência e planos de contingência para garantir que podem continuar a funcionar durante e após uma catástrofe.

O Japão efectua regularmente exercícios nacionais e locais para preparar os cidadãos e os profissionais de saúde para várias situações de emergência. Estes exercícios incluem exercícios de evacuação, formação em primeiros socorros e simulação de resposta a catástrofes em massa. Além disso, o governo japonês criou um sistema de alerta precoce que utiliza tecnologia avançada para detetar terramotos e tsunamis, permitindo uma resposta rápida e eficaz. O enfoque do Japão na preparação para emergências e nas infra-estruturas resistentes serve de modelo para outros países que procuram melhorar a sua capacidade de resposta a catástrofes.

3. Programas de saúde no Ruanda

O Ruanda implementou programas inovadores para reforçar o seu sistema de saúde e melhorar a resiliência, especialmente nas zonas rurais. Um dos pilares destes esforços tem sido a formação de agentes comunitários de saúde. Estes trabalhadores são membros das comunidades locais que recebem formação específica para prestar cuidados primários, educação sanitária e apoio à gestão de doenças crónicas. A sua presença nas comunidades melhorou significativamente o acesso aos serviços de saúde e permitiu uma resposta mais rápida e eficaz às emergências sanitárias.

O Ruanda também adoptou a utilização de tecnologias móveis para melhorar os cuidados de saúde. O sistema de saúde do país utiliza aplicações móveis para o acompanhamento de doentes, a gestão de fornecimentos médicos e a comunicação entre profissionais de saúde.

Estas tecnologias facilitaram a prestação de serviços de saúde em zonas remotas e melhoraram a eficiência do sistema de saúde. Além disso, o Ruanda implementou um programa de seguro de saúde comunitário que aumentou a cobertura de saúde e reduziu os obstáculos financeiros ao acesso aos cuidados de saúde. A combinação da formação de agentes comunitários de saúde, da utilização de tecnologias móveis e da implementação de um seguro de saúde reforçou a resiliência do sistema de saúde do Ruanda e proporcionou um acesso mais equitativo aos serviços de saúde. Estes esforços resultaram em melhorias significativas nos indicadores de saúde, como a redução da mortalidade materna e infantil e o aumento da esperança de vida.

Conclusão

A sustentabilidade e a resiliência são essenciais para garantir a saúde e o bem-estar a longo prazo num mundo em constante mudança. Ao implementar estratégias eficazes e enfrentar os desafios actuais, os sistemas de saúde podem tornar-se mais robustos e capazes de responder a emergências, protegendo simultaneamente o bem-estar das gerações futuras. Os profissionais de saúde têm um papel crucial neste processo, liderando e apoiando iniciativas para melhorar a sustentabilidade e a resiliência. Isto inclui o planeamento e a coordenação de esforços, a implementação de políticas de saúde integradas, a promoção de práticas sustentáveis e a preparação para situações de emergência. A adoção de políticas de saúde sustentáveis e resilientes exige o compromisso dos líderes governamentais de financiar adequadamente os sistemas de saúde, investir em infra-estruturas sólidas e promover a equidade na saúde. Os governos devem estabelecer quadros regulamentares que incentivem a sustentabilidade e a resiliência e promover a colaboração internacional para enfrentar os desafios globais comuns. A vontade política é crucial para garantir que as políticas e os programas sejam implementados de forma eficaz e equitativa, beneficiando todas as populações, especialmente as mais vulneráveis. A colaboração intersectorial e a cooperação internacional são também componentes fundamentais da construção de sistemas de saúde sustentáveis e resilientes. Trabalhando em conjunto e tirando partido das inovações tecnológicas, podemos avançar para um sistema de saúde global que seja sustentável, resiliente e equitativo para todos.

CAPÍTULO 9

ÉTICA E DIREITOS HUMANOS NOS CUIDADOS DE SAÚDE INTRODUÇÃO À ÉTICA E AOS DIREITOS HUMANOS NOS CUIDADOS DE SAÚDE

A ética e os direitos humanos são pilares fundamentais dos cuidados de saúde. A ética na saúde engloba os princípios e valores que orientam a conduta dos profissionais de saúde, enquanto os direitos humanos garantem que todas as pessoas sejam tratadas com dignidade e equidade no acesso aos serviços de saúde. Neste capítulo, vamos explorar os princípios éticos fundamentais, a importância dos direitos humanos na saúde, os desafios e as estratégias para integrar estes conceitos na prática quotidiana.

Princípios éticos nos cuidados de saúde

1. Autonomia

O princípio da autonomia reconhece o direito dos doentes a tomarem decisões informadas sobre a sua própria saúde. Isto inclui:

• Consentimento informado: Os doentes devem receber toda a informação necessária sobre o seu diagnóstico, as opções de tratamento e os potenciais riscos, de modo a poderem tomar decisões informadas. Os profissionais de saúde têm a responsabilidade de fornecer esta informação de forma clara e compreensível.

• Respeito pelas decisões dos doentes: Os profissionais de saúde devem respeitar as decisões dos doentes, mesmo que não concordem com elas, desde que os doentes estejam plenamente informados e sejam competentes para tomar essas decisões. Isto implica também respeitar as preferências culturais e pessoais dos doentes.

2. Caridade

A beneficência refere-se à obrigação dos profissionais de saúde de actuarem no melhor interesse dos doentes. Isto inclui:

• Prestar os melhores cuidados possíveis: Os profissionais devem esforçar-se por prestar os cuidados mais eficazes e seguros, utilizando da melhor forma os recursos disponíveis.

• Avaliação dos riscos e benefícios: Os tratamentos e procedimentos devem ser cuidadosamente avaliados para garantir que os benefícios superam os riscos. Isto implica uma atualização constante e uma formação contínua sobre os progressos médicos e terapêuticos.

3. Não maleficência

O princípio da não maleficência estabelece que os profissionais de saúde devem evitar causar danos aos doentes. Isto inclui:

• Minimização dos riscos: Os profissionais devem tomar todas as precauções necessárias para evitar complicações e efeitos adversos, incluindo a adesão a protocolos e directrizes clínicas.

• Prática baseada em evidências: Utilizar tratamentos e procedimentos baseados na melhor evidência científica disponível para minimizar o risco de danos. A tomada de decisões informada e baseada em provas é fundamental para este princípio.

4. Justiça

A justiça na saúde refere-se à distribuição equitativa dos recursos e ao acesso aos cuidados de saúde. Isto inclui:

• Equidade no acesso aos cuidados: Garantir que todos os doentes tenham acesso a serviços de saúde de qualidade, independentemente do seu contexto socioeconómico, raça, sexo ou orientação sexual.

• Atribuição justa de recursos: Os recursos de saúde devem ser afectados de forma justa e equitativa, dando prioridade às necessidades dos mais vulneráveis. Isto implica políticas de saúde pública que abordem as desigualdades e promovam a equidade.

Direitos humanos na saúde

1. Direito à saúde

O direito à saúde é um direito humano fundamental reconhecido por numerosos instrumentos internacionais, incluindo a Declaração Universal dos Direitos do Homem e o Pacto Internacional sobre os Direitos Económicos, Sociais e Culturais. Este direito implica:

• Acesso aos serviços de saúde: Todas as pessoas devem ter acesso a serviços de saúde económicos, acessíveis e de qualidade. Isto inclui a disponibilidade de medicamentos essenciais e de tratamento adequado.

• Determinantes sociais da saúde: O direito à saúde inclui também o acesso aos factores sociais determinantes da saúde, como a água potável, a alimentação adequada, a habitação e um ambiente saudável. Os governos devem implementar políticas que abordem esses determinantes para melhorar a saúde pública.

2. Não-discriminação

O princípio da não-discriminação é essencial para garantir a igualdade de acesso aos serviços de saúde. Isto inclui:

• Igualdade de tratamento: Todos os pacientes devem ser tratados com igualdade e respeito, sem discriminação com base na raça, sexo, orientação sexual, deficiência, religião ou estatuto socioeconómico.

• Acesso inclusivo: Os sistemas de saúde devem ser concebidos de forma a serem inclusivos e acessíveis a todas as pessoas, incluindo as que têm deficiências e outras necessidades especiais. Isto implica a eliminação das barreiras físicas e culturais que impedem o acesso aos cuidados de saúde.

3. Confidencialidade e privacidade

A confidencialidade e a privacidade são direitos fundamentais dos doentes. Isto inclui:

• Proteção das informações médicas: Os profissionais de saúde devem garantir que as informações médicas dos doentes são mantidas confidenciais e só são partilhadas com o consentimento do doente.

• Privacidade nos cuidados: Assegurar que os pacientes tenham privacidade durante os cuidados médicos, incluindo consultas e procedimentos. A proteção da privacidade reforça a confiança dos doentes no sistema de cuidados de saúde.

Desafios na integração da ética e dos direitos humanos

1. Recursos limitados

A escassez de recursos pode dificultar a aplicação dos princípios éticos e dos direitos humanos, especialmente em ambientes com restrições económicas e falta de infra-estruturas. Dar prioridade aos recursos e tomar decisões difíceis são desafios constantes.

2. Desigualdades sociais e económicas

As desigualdades sociais e económicas podem impedir certos grupos de aceder a serviços de saúde de qualidade, violando o princípio da justiça e o direito à saúde. É essencial abordar estas desigualdades através de políticas inclusivas e equitativas.

3. Conflitos culturais e religiosos

As diferenças culturais e religiosas podem levar a conflitos na aplicação dos princípios éticos, especialmente no que respeita à autonomia do doente e à tomada de decisões informadas. A consciencialização cultural e o respeito pelas crenças dos doentes são essenciais para resolver estes conflitos.

4. Falta de educação e formação

A falta de educação e formação em ética e direitos humanos entre os profissionais de saúde pode levar à violação destes princípios e direitos, afectando a qualidade dos cuidados. É fundamental investir na formação contínua dos profissionais de saúde sobre estas questões.

Estratégias para promover a ética e os direitos humanos

1. Educação e formação

Implementar programas de educação e formação sobre ética e direitos humanos para todos os profissionais de saúde. Isto inclui:

• Formação contínua: Oferecer cursos e seminários regulares sobre questões de ética e direitos humanos.

• Integração nos currículos: Incluir módulos sobre ética e direitos humanos nos programas de formação dos profissionais de saúde. A formação em ética deve ser uma componente central da educação médica e sanitária.

2. Políticas e protocolos

Desenvolver e aplicar políticas e protocolos claros que promovam a ética e os direitos humanos nos cuidados de saúde. Isto inclui:

• Directrizes éticas: Criar directrizes éticas para orientar a conduta dos profissionais de saúde.

• Procedimentos de denúncia de irregularidades: Estabelecer procedimentos claros para a comunicação e resolução de violações da ética e dos direitos humanos. A existência de canais de denúncia acessíveis e protegidos é essencial para manter a integridade do sistema de saúde.

3. Participação na comunidade
Envolver a comunidade na promoção e defesa da ética e dos direitos humanos no domínio da saúde. Isto inclui:

• Consultas à comunidade: Realizar consultas regulares com a comunidade para identificar necessidades e preocupações.

• Defensores dos direitos humanos: Formar membros da comunidade para actuarem como defensores dos direitos humanos na saúde. A participação da comunidade reforça a legitimidade e a eficácia das políticas de saúde.

4. Controlo e avaliação
Estabelecer sistemas de controlo e avaliação para garantir o cumprimento dos princípios éticos e dos direitos humanos. Isto inclui:

• Auditorias regulares: Efetuar auditorias periódicas para avaliar a adesão às políticas e protocolos éticos.

• Avaliações de impacto: Avaliar o impacto das intervenções e políticas na promoção da ética e dos direitos humanos. A avaliação contínua é crucial para melhorar as práticas e as políticas de saúde.

Exemplos de aplicação da ética e dos direitos humanos na saúde

1. Declaração de Genebra
A Declaração de Genebra, adoptada pela Associação Médica Mundial, é um compromisso ético para os profissionais de saúde que sublinha a importância dos direitos humanos e da ética na prática médica. Esta declaração estabelece princípios fundamentais que orientam a conduta ética dos médicos em todo o mundo.

2. Iniciativas de não-discriminação na África do Sul

A África do Sul implementou iniciativas para combater a discriminação no sistema de saúde, assegurando um acesso equitativo aos serviços de saúde para todas as populações, especialmente as afectadas pelo VIH/SIDA. Estas iniciativas incluem programas de sensibilização, formação do pessoal e políticas de inclusão.

3. Programas de consentimento informado no Canadá

O Canadá desenvolveu programas abrangentes de consentimento informado que garantem que os doentes recebem toda a informação de que necessitam para tomar decisões autónomas sobre os seus cuidados médicos. Estes programas incluem a formação de profissionais de saúde em competências de comunicação e a criação de materiais informativos acessíveis aos doentes.

Conclusão

A integração da ética e dos direitos humanos nos cuidados de saúde é essencial para garantir cuidados equitativos, respeitadores e de qualidade. Estes princípios não são apenas fundamentos morais, mas também essenciais para a construção de sistemas de saúde justos e sustentáveis. Os cuidados de saúde devem ser orientados por um profundo respeito pela dignidade humana, pela equidade e pela justiça social, garantindo que todos os indivíduos, independentemente da sua origem socioeconómica, género, raça ou estatuto, tenham acesso a serviços de saúde de qualidade. A educação e a formação contínuas em ética e direitos humanos são cruciais para todos os profissionais de saúde. A formação deve incluir não só os fundamentos teóricos, mas também a aplicação prática destes princípios em situações quotidianas. Os profissionais de saúde devem estar preparados para enfrentar dilemas éticos com competência e sensibilidade, e para defender os direitos dos seus pacientes com integridade e coragem. Estas políticas devem ser concebidas para proteger os doentes e orientar os profissionais de saúde na tomada de decisões éticas. Os procedimentos de reclamação acessíveis e protegidos são essenciais para garantir que qualquer violação dos direitos dos doentes possa ser comunicada e efetivamente resolvida. A participação da comunidade na promoção e defesa da ética e dos direitos humanos no sector da saúde é igualmente vital. As consultas regulares à comunidade identificam as necessidades e preocupações da população, assegurando que as políticas e programas de saúde são relevantes e eficazes. A formação de defensores dos direitos humanos no seio da comunidade reforça a capacidade da sociedade para exigir e manter elevados padrões de cuidados de saúde. As auditorias regulares e as avaliações de impacto permitem identificar áreas a melhorar e ajustar políticas e práticas para manter a qualidade dos cuidados. Estes processos também proporcionam transparência e responsabilidade, reforçando a confiança do público no sistema de saúde.Exemplos internacionais, como a Declaração de Genebra, iniciativas de não discriminação na África do Sul e programas de consentimento informado no Canadá, destacam a forma como diferentes países e organizações adoptaram e promoveram princípios éticos e de direitos humanos nos seus sistemas de saúde. Estes exemplos servem de modelo e oferecem lições valiosas sobre a forma de integrar eficazmente estes princípios. Para além disso, é essencial que os governos demonstrem uma forte vontade política para apoiar estas iniciativas. A adoção de políticas de saúde que respeitem e promovam os direitos humanos exige um compromisso genuíno dos líderes políticos no sentido de financiar adequadamente os sistemas de saúde, investir em infra-estruturas sólidas e promover a equidade na saúde. A vontade política é crucial para garantir que as políticas e os programas sejam implementados de forma efectiva e equitativa, beneficiando todas as populações, especialmente as mais vulneráveis. A promoção da ética e dos direitos humanos no domínio da saúde não só melhora os resultados individuais em termos de saúde, como também reforça as comunidades e contribui para a justiça social. Uma abordagem dos direitos humanos garante que todos têm a oportunidade de atingir o seu pleno potencial de saúde, o que, por sua vez, reforça a coesão social e promove um sentido de propriedade e responsabilidade partilhadas.

CAPÍTULO 10

ACÇÃO GLOBAL E SOLIDARIEDADE NA SAÚDE PÚBLICA INTRODUÇÃO À ACÇÃO GLOBAL E À SOLIDARIEDADE NA SAÚDE

A saúde é uma questão mundial que transcende as fronteiras e exige uma resposta internacional coordenada e solidária. A ação global no domínio da saúde pública implica a colaboração entre países, organizações internacionais, entidades não governamentais e o sector privado para enfrentar os desafios de saúde mais prementes do mundo. A solidariedade na saúde pública é o princípio subjacente a esta colaboração, reconhecendo que a saúde e o bem-estar de todas as pessoas estão interligados. Neste capítulo, exploramos a importância da ação global e da solidariedade na saúde pública, os desafios actuais e as estratégias para promover uma colaboração eficaz e equitativa.

Importância da ação global no domínio da saúde

1. Interligação dos problemas de saúde

As doenças não respeitam fronteiras. As pandemias, como a COVID-19, e outras crises de saúde pública mostraram como os problemas de saúde num país podem afetar o resto do mundo. É essencial uma ação global para controlar a propagação de doenças infecciosas e para resolver problemas de saúde com implicações globais. A cooperação internacional pode facilitar a aplicação de medidas de controlo e prevenção e garantir uma resposta rápida e coordenada às emergências sanitárias.

2. Partilha de recursos e conhecimentos

A ação global permite a partilha de recursos e conhecimentos, facilitando o acesso a tecnologias médicas avançadas, medicamentos essenciais e melhores práticas. A colaboração internacional pode acelerar a investigação e o desenvolvimento de tratamentos e vacinas, beneficiando a humanidade no seu conjunto. Além disso, a transferência de tecnologia e a criação de capacidades locais são fundamentais para reforçar os sistemas de saúde nos países de baixo e médio rendimento.

3. Promover a equidade na saúde

A ação global e a solidariedade no domínio da saúde pública promovem a equidade, garantindo que os países de baixo e médio rendimento tenham acesso aos recursos necessários para melhorar a saúde das suas populações. Esta abordagem equitativa é crucial para reduzir as desigualdades na saúde a nível mundial. A equidade na saúde não é apenas uma questão de justiça social, mas também de eficiência, uma vez que os sistemas de saúde mais equitativos tendem a ser mais resistentes e eficazes.

Princípios de solidariedade na saúde pública

1. Justiça social

A justiça social é um princípio fundamental da solidariedade no domínio da saúde pública. Implica um compromisso no sentido de garantir que todas as pessoas, independentemente da sua origem, tenham igual acesso aos serviços de saúde e aos determinantes sociais da saúde. A justiça social exige também que se abordem as disparidades no domínio da saúde e se implementem políticas que promovam a equidade e a inclusão.

2. Responsabilidade partilhada

A responsabilidade partilhada é essencial para uma ação global no domínio da saúde. Os países e as organizações internacionais devem trabalhar em conjunto, assumindo a responsabilidade e comprometendo-se a apoiar aqueles que não dispõem de recursos para enfrentar os seus problemas de saúde. A responsabilidade partilhada implica também um compromisso de transparência e de prestação de contas na execução dos programas de saúde.

3. Respeito e cooperação

A solidariedade no domínio da saúde pública baseia-se no respeito mútuo e na cooperação. Isto significa valorizar as perspectivas e contribuições de todos os intervenientes e trabalhar em conjunto de forma inclusiva e colaborativa. A cooperação internacional deve ser orientada por princípios de equidade e justiça, garantindo que todas as vozes sejam ouvidas e que as decisões sejam tomadas de forma participativa e consensual.

Desafios para a ação global e a solidariedade na saúde

1. Desigualdades económicas e sociais

As desigualdades económicas e sociais entre países podem dificultar a colaboração e o acesso equitativo aos recursos de saúde. Os países de baixo e médio rendimento carecem frequentemente das infra-estruturas e dos recursos financeiros necessários para implementar programas de saúde eficazes. É essencial que os esforços de ação a nível mundial incluam mecanismos de financiamento que resolvam estas desigualdades e promovam a justiça económica e social.

2. Conflitos e catástrofes

Os conflitos armados e as catástrofes naturais podem desestabilizar os sistemas de saúde e dificultar a prestação de serviços de saúde. A ação global deve incluir estratégias para apoiar os países em crise e reconstruir os seus sistemas de saúde. A assistência humanitária e a cooperação para a reconstrução são componentes cruciais de uma resposta solidária e eficaz.

3. Barreiras políticas e culturais

As diferenças políticas e culturais podem complicar a cooperação internacional. A desconfiança, as políticas proteccionistas e as barreiras culturais podem impedir a implementação de programas de saúde coordenados e eficazes. É fundamental desenvolver abordagens que respeitem as diversidades culturais e promovam o diálogo e a colaboração entre diferentes actores e contextos.

Estratégias para promover a ação global e a solidariedade na saúde

1. Reforço das instituições internacionais

As instituições internacionais, como a Organização Mundial de Saúde (OMS), desempenham um papel crucial na coordenação da ação mundial em matéria de saúde. É essencial reforçar estas instituições, assegurando que dispõem dos recursos e do mandato necessários para liderar os esforços mundiais no domínio da saúde. Tal inclui um financiamento adequado, uma governação inclusiva e a capacidade de dar uma resposta rápida e eficaz.

2. Parcerias Público-Privadas

As parcerias público-privadas podem mobilizar recursos adicionais e potenciar a inovação para enfrentar os desafios no domínio da saúde. Estas parcerias devem ser equitativas e transparentes, centrando-se no bem-estar das populações mais vulneráveis. A colaboração com o sector privado pode incluir o desenvolvimento e a distribuição de medicamentos e de tecnologias da saúde, bem como a execução de programas de saúde comunitários.

3. Promover a investigação e o desenvolvimento

O investimento em investigação e desenvolvimento (I&D) é essencial para enfrentar os desafios da saúde mundial. Os países e as organizações devem colaborar para financiar e apoiar a I&D, partilhando conhecimentos e tecnologias para benefício comum. A investigação em colaboração pode acelerar o desenvolvimento de novas terapias e vacinas e melhorar a nossa compreensão das doenças e dos seus factores determinantes.

4. Formação e educação

A formação de profissionais de saúde e a educação das comunidades são fundamentais para a sustentabilidade dos programas de saúde. Uma ação abrangente deve incluir esforços para reforçar a capacidade local e capacitar as comunidades através da educação e da formação. A formação contínua dos profissionais de saúde e a educação sanitária das comunidades são fundamentais para a criação de sistemas de saúde resistentes e sustentáveis.

Exemplos de ação global e solidariedade na saúde

1. Iniciativa COVAX

A iniciativa COVAX é um esforço global para garantir o acesso equitativo às vacinas contra a COVID-19. Liderada pela Organização Mundial de Saúde (OMS), a Gavi, a Vaccine Alliance e a Coalition for Epidemic Preparedness Innovations (CEPI), a COVAX tem trabalhado incansavelmente para fornecer vacinas aos países de baixo e médio rendimento. O seu objetivo é garantir que todos os países tenham acesso a vacinas, independentemente da sua capacidade económica.

Desde o seu lançamento, o COVAX distribuiu milhões de doses de vacinas em mais de 190 países. A iniciativa tem enfrentado desafios logísticos, incluindo problemas na cadeia de abastecimento e a necessidade de infra-estruturas adequadas para o armazenamento e transporte de vacinas, especialmente em regiões com recursos limitados. Apesar destes desafios, o COVAX tem sido fundamental para garantir que os países mais vulneráveis não sejam excluídos do acesso às vacinas, demonstrando a importância da solidariedade global na resposta às pandemias.

A cooperação de múltiplos intervenientes, incluindo governos, organizações internacionais e o sector privado, permitiu ao COVAX mobilizar recursos e assegurar uma distribuição equitativa das vacinas. Além disso, o COVAX promoveu a transferência de tecnologia e o reforço das capacidades locais, apoiando os países no desenvolvimento das suas próprias infra-estruturas de vacinação.

2. Programa de Controlo da Malária

O programa de controlo da malária é um exemplo notável de ação e solidariedade a nível mundial. A colaboração entre a OMS, os governos nacionais, as organizações não governamentais (ONG) e o sector privado reduziu significativamente a incidência da malária em muitas partes do mundo. A malária, que afecta principalmente os países tropicais, é uma das principais causas de morte em muitas partes do mundo. A doença tem sido uma das principais causas de mortalidade infantil nesses países.

Os esforços coordenados incluem a distribuição de redes mosquiteiras tratadas com inseticida, que são essenciais para evitar as picadas dos mosquitos transmissores da malária. Além disso, foi assegurado o acesso a tratamentos eficazes, como a terapia combinada à base de artemisinina (ACT), o tratamento de primeira linha para a malária. As campanhas de prevenção e de educação comunitária têm sido cruciais para informar as comunidades sobre as medidas de prevenção e a importância do tratamento atempado.

Em zonas de elevada transmissão, a vigilância epidemiológica e a investigação têm desempenhado um papel vital na identificação e resposta aos surtos. O financiamento e o apoio técnico de doadores internacionais e de organizações como o Fundo Mundial de Luta contra a SIDA, a Tuberculose e o Paludismo têm sido essenciais para sustentar estes esforços. Como resultado, muitos países assistiram a um declínio dramático da incidência da malária, salvando milhões de vidas e melhorando a saúde e o bem-estar das populações afectadas.

3. Aliança Mundial para as Vacinas e a Imunização (Gavi)

A Gavi é uma parceria público-privada que trabalha para aumentar o acesso à vacinação nos países de baixo rendimento. Desde a sua criação em 2000, a Gavi vacinou centenas de milhões de crianças contra doenças evitáveis como o sarampo, a poliomielite e o rotavírus, prevenindo doenças e melhorando a saúde global.

Através do seu enfoque na equidade e na inovação, a Gavi reforçou os sistemas de saúde e contribuiu para reduzir a mortalidade infantil e melhorar a qualidade de vida. A parceria facilitou a introdução de novas vacinas nos programas nacionais de imunização, garantindo que os avanços da ciência e da tecnologia beneficiam toda a gente, independentemente do local onde nasceram.

A Gavi também promoveu a sustentabilidade a longo prazo através do cofinanciamento com os países beneficiários, promovendo a apropriação nacional e a integração das vacinas nos sistemas de saúde pública. Além disso, a parceria tem apoiado as infra-estruturas da cadeia de frio e a formação dos profissionais de saúde, garantindo que as vacinas são corretamente armazenadas e administradas.

A colaboração com parceiros industriais permitiu à Gavi negociar preços mais baixos para as vacinas, tornando-as mais acessíveis aos países em desenvolvimento. Esta estratégia tem sido fundamental para aumentar a cobertura da vacinação e proteger mais crianças contra doenças evitáveis.

O papel dos profissionais de saúde na ação global

1. Advocacia e liderança

Os profissionais de saúde têm um papel crucial como defensores e líderes na ação global no domínio da saúde. Podem influenciar políticas, participar em esforços de colaboração internacional e defender a equidade na saúde. A liderança dos profissionais da saúde é essencial para mobilizar recursos, criar parcerias e promover mudanças significativas nos sistemas de saúde.

2. Educação e formação

Os profissionais de saúde também podem contribuir educando e formando os seus colegas de outros países, partilhando conhecimentos e boas práticas para reforçar os sistemas de saúde mundiais. A transferência de conhecimentos e competências é essencial para reforçar as capacidades locais e melhorar a qualidade dos cuidados de saúde em diferentes contextos.

3. Investigação e colaboração

A participação em projectos de investigação internacionais e a colaboração com colegas de outros países podem contribuir para fazer avançar a compreensão e o tratamento dos problemas de saúde mundiais. A investigação em colaboração permite a partilha de dados, recursos e experiências, acelerando o desenvolvimento de soluções inovadoras e eficazes.

Conclusão

A ação global e a solidariedade no domínio da saúde pública são essenciais para enfrentar os desafios de saúde mais prementes do mundo. Trabalhando em conjunto e partilhando recursos e conhecimentos, os países e as organizações podem promover a equidade na saúde e melhorar os resultados sanitários para todas as pessoas. A colaboração e a solidariedade internacionais são essenciais para controlar a propagação de doenças infecciosas, enfrentar crises sanitárias e melhorar o acesso a tratamentos e tecnologias avançadas. A sua liderança e a sua defesa são vitais para influenciar a política de saúde mundial e garantir que as decisões se baseiam em princípios éticos e de direitos humanos. Além disso, os profissionais da saúde podem contribuir significativamente através da educação e formação de colegas noutros países, reforçando assim as capacidades locais e melhorando a qualidade dos cuidados a nível mundial. A investigação e a colaboração internacionais são também essenciais. A participação em projectos de investigação globais permite aos profissionais de saúde partilhar conhecimentos e desenvolver soluções inovadoras para problemas de saúde complexos. Esta colaboração pode acelerar o desenvolvimento de novas terapias e vacinas e melhorar a nossa compreensão das doenças e dos seus factores determinantes. A vontade política é igualmente crucial. Os governos devem demonstrar um verdadeiro empenho na ação global e na solidariedade em matéria de saúde pública, financiando adequadamente os sistemas de saúde, investindo em infra-estruturas sólidas e promovendo a equidade na saúde. As políticas de saúde inclusivas e equitativas exigem liderança política e uma abordagem baseada nos direitos humanos, garantindo que todos os cidadãos tenham acesso a serviços de saúde de qualidade. Exemplos como a iniciativa COVAX, o programa de controlo da malária e a Aliança Mundial para as Vacinas e a Imunização (Gavi) demonstram como a solidariedade e a colaboração internacionais podem ter um impacto significativo na saúde mundial. Estas iniciativas melhoraram o acesso às vacinas, reduziram a incidência de doenças e salvaram milhões de vidas, sublinhando a importância de trabalhar em conjunto para enfrentar os desafios no domínio da saúde. Assim, a ação global e a solidariedade no domínio da saúde pública são essenciais não só para enfrentar os desafios actuais, mas também para construir um futuro mais saudável e equitativo para todos. Os profissionais de saúde, os governos e as organizações internacionais devem continuar a colaborar e a apoiar-se mutuamente, partilhando recursos, conhecimentos e experiências. Só através de esforços conjuntos e solidários poderemos garantir que todas as pessoas, em qualquer parte do mundo, tenham a oportunidade de desfrutar de uma vida saudável e gratificante.

CAPÍTULO 11
ESTRATÉGIAS DE APLICAÇÃO DO DECÁLOGO DA SAÚDE

O "Decálogo sobre Saúde para o Século XXI: Um Apelo Global à Ação" é um guia completo concebido para promover uma abordagem proactiva e holística do bem-estar. A aplicação efectiva dos dez princípios do Decálogo exige estratégias claras, colaboração intersectorial e empenho a todos os níveis da sociedade. Este capítulo apresenta estratégias práticas para pôr em prática cada um dos princípios do Decálogo, garantindo que se tornam uma realidade tangível e sustentável.

Princípio 1: Consciência Integral

Estratégias

1. Programas de educação holística

• Desenvolver e implementar programas educativos que abordem o bem-estar físico, mental, emocional e social numa perspetiva holística.

• Incluir nos currículos escolares e universitários questões de saúde abrangentes, assegurando que os estudantes recebam uma educação completa e equilibrada.

2. Campanhas de sensibilização

• Realizar campanhas de sensibilização do público que promovam a importância de uma abordagem holística da saúde, utilizando os meios de comunicação tradicionais e digitais.

• Utilizar os meios de comunicação social e as plataformas em linha para divulgar mensagens sobre a sensibilização holística, aproveitando o alcance e a interação com o público.

3. Formação contínua para profissionais de saúde

• Proporcionar formação contínua aos profissionais de saúde em práticas holísticas e abordagens integradas dos cuidados, promovendo cuidados centrados no doente e no seu ambiente.

• Incentivar a participação em workshops e seminários sobre saúde integral, actualizando constantemente os conhecimentos e as competências do pessoal de saúde.

Princípio 2: Prevenção e autocuidado

Estratégias

1. Promoção de estilos de vida saudáveis

• Desenvolver programas comunitários que promovam a atividade física, a alimentação saudável e a redução do consumo de tabaco e de álcool.

• Criar ambientes que facilitem opções de vida saudáveis, como parques, mercados de alimentos frescos e espaços recreativos seguros.

2. Educação para a prevenção

• Realizar workshops e seminários sobre prevenção de doenças æuidados pessoais nas comunidades, escolas e locais de trabalho, adaptados às necessidades locais.

• Fornecer materiais educativos acessíveis e compreensíveis sobre medidas preventivas, utilizando brochuras, vídeos educativos e aplicações móveis.

3. Acesso aos serviços de prevenção

• Assegurar que os serviços preventivos, como as vacinas e os exames médicos regulares, estejam disponíveis e acessíveis a toda a população, independentemente da sua localização geográfica ou estatuto económico.

• Desenvolver programas de saúde móveis que levem serviços preventivos às comunidades rurais e de difícil acesso.

Princípio 3: Capacitação individual e colectiva

Estratégias

1. Formação em autogestão da saúde

• Proporcionar programas de formação que ensinem as pessoas a gerir eficazmente a sua saúde, incluindo a gestão de doenças crónicas e técnicas de autocuidado.

• Fornecer ferramentas e recursos para facilitar a auto-gestão, tais como aplicações móveis, plataformas em linha e guias práticos.

2. Promover a participação da comunidade

• Criar redes de apoio comunitário e grupos de autoajuda que capacitem os indivíduos e as comunidades, promovendo a solidariedade e o apoio mútuo.

• Envolver a comunidade no planeamento e na execução dos programas de saúde, assegurando que as intervenções sejam culturalmente relevantes e eficazes.

3. Políticas de capacitação

• Desenvolver políticas que promovam a capacitação dos doentes e a sua participação ativa nas decisões de saúde, incluindo a criação de conselhos de doentes e de comités de saúde comunitários.

• Promover a transparência e a responsabilidade nos cuidados de saúde, garantindo que os doentes têm acesso às suas informações médicas e podem tomar decisões informadas.

Princípio 4: Equidade e acesso universal

Estratégias

1. Políticas de inclusão

• Aplicar políticas que garantam o acesso universal aos serviços de saúde, independentemente do estatuto socioeconómico, da etnia ou do género.

• Promover a equidade na distribuição dos recursos de saúde, assegurando que as populações vulneráveis recebam o apoio necessário.

2. Redução de barreiras

• Identificar e reduzir os obstáculos ao acesso aos serviços de saúde, tais como a distância geográfica, a falta de transporte e os obstáculos financeiros.

• Prestar serviços de interpretação e tradução a populações com barreiras linguísticas, facilitando a comunicação e a compreensão.

3. Programas de subvenções

• Estabelecer programas de subsídios e de assistência financeira para as populações vulneráveis, garantindo-lhes o acesso aos serviços de saúde necessários sem encargos financeiros excessivos.

• Desenvolver mecanismos de financiamento baseados na solidariedade que permitam uma redistribuição equitativa dos recursos no sistema de saúde.

Princípio 5: Inovação e tecnologia ao serviço da saúde

Estratégias

1. Integração de tecnologias avançadas

• Adotar tecnologias avançadas, como a telemedicina, para melhorar o acesso e a qualidade dos cuidados de saúde, especialmente nas zonas rurais e remotas.

• Implementar sistemas de informação sobre saúde que facilitem a gestão de dados e a tomada de decisões com base em dados concretos, promovendo a interoperabilidade e a segurança da informação.

2. Promover a investigação e a inovação

• Apoiar a investigação e o desenvolvimento de novas tecnologias e tratamentos médicos, incentivando a colaboração entre instituições académicas, empresas de tecnologia e organizações de saúde.

• Promover a criação de pólos de inovação no domínio da saúde, onde são desenvolvidas e testadas novas soluções tecnológicas.

3. Educação Tecnológica

• Formar os profissionais de saúde na utilização de novas tecnologias e ferramentas digitais, assegurando que podem integrar estas tecnologias na sua prática quotidiana.

• Educar os doentes sobre a utilização das tecnologias para o autocuidado e a gestão da saúde, facilitando o acesso à informação e aos serviços através de plataformas digitais.

Princípio 6: Educação para a saúde e literacia

Estratégias

1. Programas de literacia em saúde

• Desenvolver programas de literacia em saúde que ensinem as pessoas a interpretar e utilizar eficazmente a informação sobre saúde, melhorando a sua capacidade de tomar decisões informadas.

• Oferecer workshops e recursos educativos nas comunidades e escolas, adaptando o conteúdo às necessidades e níveis de literacia dos participantes.

2. Materiais didácticos acessíveis

• Criar e distribuir materiais didácticos em múltiplos formatos e línguas, assegurando a sua acessibilidade a todas as populações, incluindo pessoas com deficiências visuais e auditivas.

• Utilizar os meios digitais e as plataformas em linha para alargar o alcance da educação para a saúde, oferecendo cursos e recursos interactivos.

3. Promoção da formação contínua

• Promover a educação sanitária contínua para todas as idades, desde a infância até à velhice, integrando programas de educação sanitária em todas as fases do ciclo de vida.

• Colaborar com organizações comunitárias e educativas para integrar a educação para a saúde nos seus programas, promovendo uma abordagem de aprendizagem ao longo da vida.

Princípio 7: Colaboração intersectorial

Estratégias

1. Formação de parcerias

• Estabelecer parcerias entre diferentes sectores, como a educação, a habitação, os transportes e o ambiente, para abordar as determinantes sociais da saúde de uma forma abrangente.

• Criar comités intersectoriais para coordenar acções e partilhar recursos, assegurando uma resposta coordenada aos problemas de saúde.

2. Projectos comunitários integrados

• Desenvolver projectos comunitários que envolvam múltiplos sectores na promoção da saúde, abordando problemas complexos a partir de diversas perspectivas.

• Incentivar a participação ativa da comunidade na conceção e execução destes projectos, assegurando que as intervenções sejam pertinentes e sustentáveis.

3. Avaliação do impacto na saúde

• Realizar avaliações do impacto na saúde de todas as políticas e projectos intersectoriais, utilizando os resultados para ajustar e melhorar as intervenções.

• Promover a transparência e a responsabilização na execução dos projectos, assegurando que os recursos são utilizados de forma eficiente e eficaz.

Princípio 8: Sustentabilidade e Resiliência

Estratégias

1. Práticas sustentáveis

• Promover práticas sustentáveis na gestão dos recursos de saúde, como a eficiência energética e a redução de resíduos.

• Incentivar a adoção de energias renováveis nas instalações de cuidados de saúde, reduzindo o impacto ambiental e melhorando a sustentabilidade.

2. Planeamento da resiliência

• Desenvolver e manter planos de resiliência que preparem os sistemas de saúde para responder a crises e catástrofes, garantindo a continuidade dos serviços essenciais.

• Formar profissionais de saúde em gestão de emergências e recuperação pós-catástrofe, reforçando a capacidade de resposta e de adaptação.

3. Colaboração internacional

• Participar em iniciativas internacionais para enfrentar os desafios da saúde mundial, como as alterações climáticas e as pandemias, através da partilha de conhecimentos e recursos.

• Promover a cooperação internacional na investigação e desenvolvimento de soluções sustentáveis e resilientes, assegurando uma resposta coordenada a nível mundial.

Princípio 9: Ética e direitos humanos

Estratégias

1. Formação em ética

• Proporcionar formação contínua em ética e direitos humanos aos profissionais de saúde, assegurando que compreendem e aplicam estes princípios na sua prática quotidiana.

• Desenvolver directrizes e protocolos éticos para orientar a prática clínica, promovendo a integridade e a responsabilidade profissional.

2. Políticas de não-discriminação

• Aplicar políticas de não-discriminação a todos os níveis do sistema de saúde, garantindo um tratamento igual e respeitoso a todos os doentes.

• Garantir que todos os pacientes são tratados de forma igual e respeitosa, independentemente da sua origem, género, orientação sexual ou estatuto socioeconómico.

3. Proteção da privacidade
• Garantir que as informações médicas dos pacientes são mantidas confidenciais e protegidas em conformidade com os regulamentos de proteção de dados.

• Estabelecer procedimentos claros para o tratamento e a proteção dos dados relativos à saúde, promovendo a confiança no sistema de saúde.

Princípio 10: Ação global e solidariedade

Estratégias

1. Reforçar a cooperação internacional

• Participar ativamente em organismos e fóruns internacionais de saúde, promovendo a colaboração e a partilha de conhecimentos entre países.

• Promover a cooperação e a partilha de conhecimentos entre países, assegurando uma resposta global coordenada aos desafios da saúde.

2. Programas de assistência técnica

• Prestar assistência técnica e financeira aos países em desenvolvimento para reforçar os seus sistemas de saúde, promovendo a equidade e a solidariedade.

• Promover a transferência de tecnologias e boas práticas, assegurando que todos os países possam beneficiar dos progressos no domínio da saúde.

3. Sensibilização e Mobilização

• Realizar campanhas de sensibilização sobre a importância da solidariedade global no domínio da saúde, fomentando uma cultura de apoio mútuo e de cooperação.

• Mobilizar a sociedade civil e as organizações não governamentais para apoiar iniciativas no domínio da saúde mundial, promovendo uma participação ativa e empenhada.

Conclusão

A aplicação do "Decálogo da Saúde para o Século XXI" exige uma abordagem global e coordenada que envolva todos os sectores da sociedade. As estratégias descritas neste capítulo fornecem um quadro prático para traduzir estes princípios em acções concretas e sustentáveis. Trabalhando em conjunto e comprometendo-nos com estes princípios, podemos avançar para um futuro mais saudável e mais equitativo para todos.

Este novo Decálogo da Saúde representa um paradigma transformador para a saúde por várias razões fundamentais. Em primeiro lugar, promove uma visão da saúde que vai para além da ausência de doença, abrangendo o bem-estar físico, mental, emocional e social. Esta abordagem holística reconhece a complexidade do bem-estar humano e a necessidade de abordar todos os aspectos da saúde em conjunto. Ao fazê-lo, promove um modelo de cuidados que considera o indivíduo no seu todo, em vez de se centrar apenas em tratamentos específicos. Além disso, ao dar prioridade à prevenção e aos autocuidados, o Decálogo sublinha a importância de atuar antes de as doenças se desenvolverem. Esta mudança para uma abordagem proactiva e preventiva não só melhora a saúde individual, como também reduz a carga sobre os sistemas de saúde e os custos associados. A educação para a saúde e a promoção de estilos de vida saudáveis são essenciais para permitir que as pessoas assumam o controlo do seu bem-estar. O Decálogo coloca uma forte ênfase na equidade e no acesso universal aos serviços de saúde, garantindo que todas as pessoas, independentemente do seu estatuto socioeconómico, tenham a mesma oportunidade de atingir o seu pleno potencial de saúde. Ao integrar a inovação e a tecnologia nos cuidados de saúde, o Decálogo incentiva a utilização de ferramentas modernas para melhorar a eficiência, a qualidade e o acesso aos serviços de saúde. As tecnologias avançadas, como a telemedicina e os sistemas de informação no domínio da saúde, podem transformar a forma como os cuidados são prestados, especialmente em zonas remotas e com recursos limitados. A promoção da colaboração intersectorial reconhece que a saúde é influenciada por uma vasta gama de factores, incluindo a educação, os transportes, a habitação e o ambiente. Ao promover parcerias entre diferentes sectores, o decálogo permite abordar mais eficazmente as determinantes sociais da saúde, criando ambientes que promovem o bem-estar. O decálogo também destaca a importância da sustentabilidade e da resiliência, garantindo que os sistemas de saúde possam manter e melhorar os cuidados ao longo do tempo e adaptar-se a crises e catástrofes. A promoção de práticas sustentáveis e o desenvolvimento de planos de resiliência são essenciais para proteger a saúde das gerações futuras e enfrentar desafios globais como as alterações climáticas e as pandemias. Ao incorporar princípios éticos e de direitos humanos, o Decálogo garante que todas as acções relacionadas com a saúde respeitam a dignidade e os direitos de todas as pessoas. Esta abordagem ética é fundamental para a construção de um sistema de saúde baseado na equidade, no respeito e na justiça. Por último, o Decálogo promove a ação global e a solidariedade, reconhecendo que a saúde é uma questão partilhada que exige cooperação internacional. Trabalhando em conjunto e partilhando recursos e conhecimentos, podemos enfrentar os desafios de saúde mais prementes do mundo e garantir que todos tenham acesso a cuidados de saúde de qualidade. Por conseguinte, o "Decálogo da Saúde para o Século XXI" estabelece um novo paradigma para a saúde, integrando estes princípios fundamentais num guia prático e acionável. Ao implementar estas estratégias, podemos transformar a nossa abordagem à saúde, promovendo um bem-estar holístico e equitativo para todos. Nos capítulos seguintes, exploraremos estudos de caso e exemplos práticos de como estas estratégias foram implementadas com sucesso em diferentes contextos, demonstrando o impacto positivo da ação coordenada e solidária na promoção da saúde global.

CAPÍTULO 12

ESTUDOS DE CASO: MODELOS BEM SUCEDIDOS DE CUIDADOS DE SAÚDE

A análise de modelos de cuidados de saúde bem sucedidos permite-nos aprender com as experiências práticas e aplicá-las em diferentes contextos para melhorar os nossos sistemas de saúde. Neste capítulo, exploramos uma série de estudos de caso que se destacam pelas suas abordagens inovadoras e eficazes à promoção da saúde, à prevenção da doença e à prestação de cuidados de saúde. Estes exemplos ilustram a forma como os princípios do Decálogo para a Saúde podem ser aplicados com êxito, oferecendo lições valiosas e boas práticas.

Estudo de caso 1: Sistema Nacional de Saúde do Reino Unido (NHS)

Descrição geral

O Serviço Nacional de Saúde (National Health Service - NHS) do Reino Unido é um dos sistemas de saúde mais reconhecidos do mundo, conhecido pela sua acessibilidade e qualidade. Fundado em 1948, o NHS presta cuidados médicos gratuitos no local de utilização, financiados principalmente pelos impostos gerais. Este modelo tem sido fundamental para garantir que todos os cidadãos do Reino Unido tenham acesso a cuidados de saúde abrangentes e de elevada qualidade, independentemente da sua situação financeira.

Estratégias e resultados

1. Acesso universal

O NHS garante o acesso universal a todos os residentes do Reino Unido, independentemente do seu estatuto socioeconómico. Esta abordagem reduziu significativamente os obstáculos financeiros ao acesso aos cuidados de saúde, permitindo que mais pessoas recebam os cuidados de que necessitam sem receio dos custos. O financiamento fiscal geral garante que o sistema é sustentado de forma equitativa, com as pessoas com rendimentos mais elevados a contribuírem mais, assegurando que os serviços estão disponíveis para todos.

2. Cuidados primários sólidos

O NHS centra-se em cuidados primários sólidos, sendo os médicos de clínica geral o primeiro ponto de contacto dos doentes. Estes médicos não só prestam cuidados médicos gerais, como também coordenam o acesso a serviços especializados quando necessário. A eficácia dos cuidados primários melhorou os resultados em termos de saúde através da prevenção e da deteção precoce de doenças. Os médicos de clínica geral desempenham um papel crucial na gestão das doenças crónicas, na promoção de estilos de vida saudáveis e na prestação de cuidados preventivos, como vacinas e rastreios.

3. Integração de serviços

O Serviço Nacional de Saúde (NHS) integra os serviços de saúde e sociais, prestando cuidados coordenados e centrados no doente. Esta integração permite que os doentes recebam um conjunto de cuidados holísticos contínuos que respondem tanto às suas necessidades médicas como sociais. Por exemplo, os serviços de saúde mental estão estreitamente ligados aos serviços sociais, garantindo que os doentes com problemas de saúde mental recebem o apoio social necessário para a sua recuperação. A coordenação entre os diferentes níveis de cuidados e serviços melhorou a eficiência e a qualidade dos cuidados, reduzindo a duplicação de esforços e melhorando a experiência do doente.

4. Inovação e tecnologia

O NHS implementou tecnologias avançadas para melhorar a gestão e o acesso aos cuidados de saúde. Entre estas inovações encontram-se os registos de saúde electrónicos (RSE), que permitem aos profissionais de saúde aceder rapidamente às informações dos doentes, melhorando a continuidade e a qualidade dos cuidados. Além disso, a telemedicina tem sido uma ferramenta crucial, especialmente durante a pandemia de COVID-19, permitindo que os doentes consultem os seus médicos de forma segura e conveniente a partir de casa. Estas tecnologias facilitaram a prestação de cuidados mais rápidos e eficientes, melhorando a capacidade de resposta do sistema de saúde e a satisfação dos doentes.

Lições aprendidas

O modelo do SNS demonstra que o financiamento público e o livre acesso têm sido eficazes na remoção de barreiras financeiras, permitindo que mais pessoas recebam cuidados sem se preocuparem com os custos. Um sistema sólido de cuidados primários é crucial para a prevenção e a gestão precoce das doenças, reduzindo a sobrecarga dos serviços hospitalares e melhorando os resultados de saúde a longo prazo. Além disso, a coordenação entre os serviços sociais e de saúde melhora os resultados para os doentes e a eficiência do sistema, garantindo que os cuidados são abrangentes e centrados nas necessidades individuais. A adoção de tecnologias avançadas melhorou significativamente a gestão e o acesso aos cuidados, demonstrando que a inovação pode desempenhar um papel fundamental na modernização e melhoria dos sistemas de saúde.

Estudo de caso 2: Sistema de saúde da Costa Rica

Descrição geral

A Costa Rica é reconhecida pelo seu sistema de saúde de alta qualidade e pelos excelentes resultados no domínio da saúde, apesar de ser um país de rendimento médio. O país alcançou uma cobertura universal de saúde através de um sistema de segurança social financiado pelas contribuições dos trabalhadores e das entidades patronais, complementadas por fundos públicos. Este modelo permitiu à Costa Rica manter elevados padrões de cuidados médicos e a equidade no acesso aos serviços de saúde, o que contribuiu para melhorias significativas nos indicadores nacionais de saúde.

Estratégias e resultados

1. Cobertura universal

A Costa Rica oferece cobertura universal de saúde através da Caja Costarricense de Seguro Social (CCSS), que opera uma rede nacional de hospitais, clínicas e centros de saúde. A CCSS, conhecida localmente como "la Caja", garante que todos os residentes do país têm acesso a cuidados de saúde, independentemente da sua capacidade de pagamento. O financiamento do sistema provém das contribuições dos trabalhadores e dos empregadores, bem como de subsídios governamentais, o que lhe permite manter uma estrutura de financiamento sustentável e equitativa. Esta cobertura universal conduziu a uma maior equidade no acesso aos serviços de saúde, garantindo que as populações de baixos rendimentos e vulneráveis recebem cuidados de qualidade.

2. Ênfase nos cuidados primários

O sistema de saúde da Costa Rica centra-se nos cuidados primários através das Equipas Básicas de Cuidados Integrados de Saúde (EBAIS). Estas equipas são compostas por médicos, enfermeiros, assistentes técnicos e assistentes sociais, e estão distribuídas por todo o país para prestar cuidados de saúde preventivos e primários. As EBAIS são responsáveis por uma comunidade específica, o que lhes permite desenvolver um conhecimento profundo das necessidades de saúde da sua população e prestar cuidados personalizados. Esta abordagem melhorou significativamente a deteção precoce e a gestão das doenças crónicas, reduzindo a necessidade de hospitalizações e de tratamentos mais dispendiosos.

3. Promoção e prevenção da saúde

A Costa Rica implementou programas alargados de promoção da saúde e de prevenção de doenças. Estes programas incluem campanhas nacionais de vacinação, educação para a saúde nas escolas e nas comunidades e programas específicos para a prevenção de doenças não transmissíveis, como a diabetes e a hipertensão. Além disso, o país lançou iniciativas para promover estilos de vida saudáveis, como a atividade física e uma dieta equilibrada. Estas iniciativas tiveram um impacto notável, reduzindo significativamente a incidência de doenças infecciosas e não transmissíveis e melhorando os indicadores gerais de saúde pública.

4. Sustentabilidade ambiental

O sistema de saúde da Costa Rica também integra práticas sustentáveis na sua gestão. Muitas instalações de saúde utilizam energias renováveis, como a solar e a eólica, para reduzir a sua pegada de carbono e promover a sustentabilidade ambiental. Além disso, o CCSS implementou programas de gestão de resíduos e de eficiência energética para garantir que os hospitais e as clínicas funcionam de forma ecológica. Estas práticas não só contribuem para a sustentabilidade do sistema de saúde, como também apoiam os objectivos ambientais do país, melhorando a qualidade de vida e o bem-estar da população.

Lições aprendidas

A experiência da Costa Rica demonstra que a cobertura universal de saúde é possível, mesmo em países com recursos limitados, e que pode melhorar significativamente a equidade na saúde. Um sistema sólido de cuidados de saúde primários, centrado nas Equipas Básicas Integradas de Saúde (EBAIS), é crucial para a deteção precoce e a gestão das doenças, reduzindo assim a carga sobre os serviços hospitalares. As estratégias de promoção da saúde e de prevenção das doenças são essenciais para melhorar os resultados a longo prazo no domínio da saúde. Além disso, a integração da sustentabilidade na gestão da saúde é benéfica não só para o sistema de saúde, mas também para o ambiente, contribuindo para o bem-estar geral da população.

Estudo de caso 3: Iniciativa de saúde comunitária em Kerala, Índia

Descrição geral

O estado de Kerala, na Índia, é conhecido pelas suas realizações no domínio da saúde pública, apesar de ter um nível de rendimento relativamente baixo. Kerala implementou uma abordagem abrangente da saúde baseada na comunidade, alcançando indicadores de saúde comparáveis aos dos países desenvolvidos. Este êxito deve-se a uma combinação de estratégias inovadoras e a um forte empenhamento na equidade na saúde.

Estratégias e resultados

1. Participação comunitária

O Kerala envolve ativamente a comunidade no planeamento e na execução dos programas de saúde. A participação da comunidade tem sido fundamental para a aceitação e a eficácia das intervenções no domínio da saúde. Os Comités Locais de Saúde (LSG) são constituídos por membros da comunidade, funcionários da saúde e representantes de organizações não governamentais. Estes comités são responsáveis pela identificação das necessidades locais em matéria de saúde, pelo planeamento e pelo acompanhamento da execução dos programas de saúde. Esta estrutura participativa garante que as intervenções de saúde estão alinhadas com as necessidades e preferências da comunidade, aumentando a sua eficácia e sustentabilidade.

2. Cuidados primários e educação

O sistema de saúde de Kerala centra-se nos cuidados de saúde primários, com uma forte ênfase na educação e na prevenção. Os centros de cuidados de saúde primários (PHC) são a espinha dorsal do sistema de saúde de Kerala, prestando cuidados médicos básicos, serviços preventivos e programas de educação sanitária. As campanhas de educação sanitária, incluindo palestras comunitárias, materiais educativos e programas de rádio e televisão, melhoraram significativamente os conhecimentos e as práticas sanitárias da população. Os PHC também levam a cabo programas de imunização, check-ups de saúde, programas de educação sanitária e de educação para a saúde. de doenças infecciosas e de gestão de doenças crónicas, assegurando um conjunto abrangente de cuidados contínuos.

3. Sistema de monitorização e resposta

Kerala desenvolveu um sistema sólido de vigilância e resposta para monitorizar e prevenir doenças infecciosas. O Sistema Integrado de Vigilância de Doenças (IDSP) monitoriza e comunica dados sobre surtos de doenças em tempo real. Este sistema utiliza tecnologia avançada para recolher e analisar dados de saúde, permitindo uma resposta rápida e eficaz aos surtos de doenças.
Além disso, Kerala criou Unidades de Resposta Rápida (RRU) que são formadas e equipadas para lidar com emergências de saúde pública, incluindo catástrofes naturais e surtos de doenças infecciosas.

4. Integração dos serviços sociais e de saúde

Kerala integra os serviços de saúde e sociais, prestando cuidados holísticos aos seus cidadãos. Os programas de saúde e de assistência social estão estreitamente coordenados, garantindo que os doentes recebem um apoio abrangente que vai desde os cuidados médicos à assistência social. Por exemplo, os programas de nutrição infantil e o apoio às mães que amamentam estão ligados aos serviços de cuidados primários, garantindo que as famílias recebem uma abordagem holística dos cuidados. Esta integração melhorou a qualidade de vida e os resultados em matéria de saúde, nomeadamente para as populações mais vulneráveis.

Lições aprendidas

A abordagem de Kerala demonstra que a participação da comunidade na saúde pública melhora a eficácia e a sustentabilidade das intervenções. A participação ativa dos Comités Locais de Saúde garante que os programas de saúde estão alinhados com as necessidades e preferências da comunidade. A educação e a prevenção são fundamentais para melhorar os resultados em matéria de saúde, e os centros de cuidados de saúde primários (CSP) desempenham um papel fundamental na melhoria desses resultados. Um sistema sólido de vigilância e resposta é essencial para o controlo das doenças infecciosas, e a integração dos serviços de saúde e sociais proporciona cuidados holísticos que melhoram a qualidade de vida dos cidadãos.

Estudo de caso 4: Programa de saúde do Ruanda

Descrição geral

O Ruanda deu passos importantes no domínio da saúde pública, reconstruindo o seu sistema de saúde após o genocídio de 1994. Através de uma combinação de políticas inovadoras, de uma liderança forte e da cooperação internacional, o país conseguiu melhorar significativamente o acesso aos cuidados de saúde e os resultados no domínio da saúde. O Ruanda implementou programas que visam a cobertura dos cuidados de saúde, os cuidados primários, a inovação tecnológica e a saúde materno-infantil, transformando o seu sistema de saúde e estabelecendo um modelo a seguir por outros países em desenvolvimento.

Estratégias e resultados

1. Cobertura comunitária de seguro de saúde

O Ruanda criou um sistema de seguro de saúde de base comunitária conhecido como Mutuelles de Santé. Este sistema oferece uma cobertura acessível à maioria da população, incluindo os mais vulneráveis. Financiado através de contribuições dos membros, do governo e de doadores internacionais, Mutuelles de Santé melhorou o acesso aos serviços de saúde, reduzindo significativamente as barreiras financeiras. Cada agregado familiar paga um prémio anual com base no seu nível de rendimento, garantindo que os serviços de saúde são acessíveis a todos. Esta abordagem conduziu a uma cobertura de saúde de 90% da população, aumentando a equidade no acesso aos cuidados de saúde.

2. Cuidados primários e serviços comunitários

O Ruanda centra-se nos cuidados de saúde primários com um sistema de agentes de saúde comunitários (CHWs) que prestam serviços básicos e educação sanitária a nível local. Estes ACS, que recebem formação contínua, desempenham um papel crucial na prestação de cuidados preventivos, na gestão de doenças crónicas e na promoção de práticas de saúde saudáveis. Os ACS estão organizados em cooperativas e são supervisionados pelo sistema nacional de saúde, garantindo uma cobertura efectiva mesmo nas zonas rurais mais remotas. Este modelo melhorou a deteção precoce de doenças, o acompanhamento de pacientes com doenças crónicas e a implementação de programas de vacinação e de controlo de doenças infecciosas.

3. Inovação na saúde digital

O Ruanda adoptou tecnologias de saúde digitais para melhorar a gestão dos cuidados e o acesso a serviços especializados. A utilização de registos de saúde electrónicos (EHR) permitiu uma melhor gestão da informação dos pacientes, facilitando o acompanhamento e a coordenação dos cuidados. Além disso, a telemedicina tem sido crucial para proporcionar o acesso a cuidados médicos especializados nas zonas rurais, onde a escassez de especialistas constitui um desafio significativo. A plataforma de telemedicina liga os profissionais de saúde das zonas rurais aos médicos dos hospitais centrais, permitindo consultas à distância e melhorando a qualidade dos cuidados. Estas inovações tornaram os cuidados médicos mais eficientes, acessíveis e de elevada qualidade.

4. Programas de saúde materna e infantil

O Ruanda implementou programas específicos para melhorar a saúde materna e infantil, uma área prioritária dado o elevado risco de mortalidade nestas populações. Os programas incluem cuidados pré-natais, imunização, educação sobre os cuidados a prestar aos recém-nascidos e acompanhamento pós-natal. Além disso, foram criadas clínicas móveis e programas de proximidade para chegar às mulheres das zonas rurais e remotas. Estes programas reduziram drasticamente a mortalidade materna e infantil. Por exemplo, as taxas de mortalidade materna diminuíram de 1 071 por 100 000 nados-vivos em 2000 para 210 por 100 000 em 2019. A imunização atingiu níveis superiores a 95% para doenças evitáveis, como o sarampo e a poliomielite.

Lições aprendidas

O modelo de seguro de saúde comunitário do Ruanda demonstra que os sistemas de financiamento inclusivos podem melhorar o acesso e a equidade na saúde, mesmo em contextos de baixos rendimentos. Os agentes comunitários de saúde são essenciais para a prestação de cuidados primários e de educação para a saúde, e a sua integração no sistema de saúde formal garante uma cobertura efectiva e abrangente. A adoção de tecnologias digitais pode melhorar significativamente a eficiência e o acesso aos cuidados de saúde, especialmente em zonas com poucos recursos. Além disso, os programas específicos para a saúde materna e infantil são cruciais para reduzir a mortalidade e melhorar os indicadores de saúde destas populações vulneráveis.

Conclusão

A análise dos estudos de caso apresentados revela uma série de estratégias e abordagens bem sucedidas para melhorar os sistemas de saúde, demonstrando como diferentes contextos podem implementar práticas eficazes para alcançar resultados significativos. Estes exemplos oferecem lições e reflexões valiosas sobre a importância da cobertura universal, dos cuidados primários, da participação da comunidade, da sustentabilidade e da inovação tecnológica.O NHS no Reino Unido destaca-se pelo seu compromisso com a equidade no acesso aos cuidados de saúde. O financiamento público e o acesso gratuito no ponto de utilização eliminam as barreiras financeiras, permitindo que todas as pessoas, independentemente da sua situação financeira, recebam cuidados de saúde de elevada qualidade. A solidez dos cuidados primários e a integração dos serviços sociais nos serviços de saúde garantem uma abordagem holística e centrada no doente. A adoção de tecnologias avançadas, como os registos de saúde electrónicos e a telemedicina, melhorou a eficiência e a acessibilidade dos serviços. Este modelo ensina-nos que um sistema de saúde robusto, equitativo e tecnologicamente avançado pode ser sustentável e eficaz para melhorar os resultados em matéria de saúde. A Costa Rica demonstra que é possível alcançar uma cobertura universal de saúde num país de rendimento médio através de um sistema de segurança social bem gerido e bem financiado. Os cuidados primários, com as Equipas Básicas de Cuidados Integrados de Saúde (EBAIS), são a pedra angular do sistema, assegurando uma continuidade dos cuidados preventivos. O investimento na promoção da saúde e na prevenção de doenças reduziu significativamente a incidência de doenças infecciosas e não transmissíveis. Além disso, a integração de práticas sustentáveis no sistema de saúde, como a utilização de energias renováveis, sublinha a importância de ter em conta o impacto ambiental na gestão da saúde. Este caso mostra-nos que a equidade, a sustentabilidade e uma abordagem preventiva são fundamentais para o êxito a longo prazo dos sistemas de saúde. O Kerala constitui um exemplo impressionante de como uma abordagem comunitária abrangente pode alcançar resultados em matéria de saúde comparáveis aos dos países desenvolvidos, apesar das restrições económicas. A participação ativa da comunidade no planeamento e na execução dos programas de saúde garante a pertinência e a sustentabilidade das intervenções. Os cuidados primários centrados na educação e na prevenção melhoraram significativamente os conhecimentos e as práticas de saúde da população. Um sistema sólido de vigilância e resposta permite uma gestão eficaz das doenças infecciosas. A integração dos serviços sociais e de saúde proporciona uma abordagem holística que melhora a qualidade de vida. O Ruanda fez progressos notáveis no domínio da saúde pública ao reconstruir o seu sistema de saúde pós-genocídio. O sistema de seguro de saúde comunitário, Mutuelles de Santé, melhorou o acesso e a equidade ao reduzir as barreiras financeiras. Os cuidados de saúde primários e os serviços de agentes comunitários de saúde melhoraram os cuidados preventivos e a gestão das doenças crónicas. A adoção de tecnologias de saúde digitais facilitou a prestação de cuidados mais eficientes e acessíveis. O Ruanda demonstra que a inclusão financeira, a inovação tecnológica e uma abordagem baseada na comunidade são fundamentais para melhorar os resultados no domínio da saúde em contextos de poucos recursos. Estes estudos de caso reflectem a diversidade de abordagens e estratégias que podem ser adaptadas e aplicadas em diferentes contextos para melhorar os sistemas de saúde. A cobertura universal, os cuidados primários sólidos, a participação da comunidade, a sustentabilidade e a inovação tecnológica surgem como pilares essenciais. Ao aprendermos com estas experiências, podemos conceber e implementar sistemas de saúde mais equitativos, eficientes e resistentes. A chave é adaptar estas lições às realidades locais, assegurando que cada comunidade possa atingir o seu pleno potencial de saúde e bem-estar.

CAPÍTULO 13
DESAFIOS ACTUAIS E TENDÊNCIAS FUTURAS NO DOMÍNIO DA SAÚDE

O sector da saúde está em constante evolução, enfrentando uma variedade de desafios actuais e antecipando tendências futuras que irão moldar os cuidados de saúde nas próximas décadas. Compreender estes desafios e tendências é crucial para desenvolver estratégias eficazes e sustentáveis para melhorar a saúde e o bem-estar globais.

Desafios actuais em matéria de saúde

1. Envelhecimento da população

O envelhecimento da população é um fenómeno global que coloca grandes desafios aos sistemas de saúde. O aumento da esperança de vida e a diminuição das taxas de natalidade conduziram a um aumento da proporção de idosos na população.

Impacto

• Aumento das doenças crónicas: Aumento da prevalência de doenças crónicas, como a diabetes, as doenças cardíacas e a doença de Alzheimer.

• Procura de cuidados de longa duração: Necessidade crescente de cuidados de longa duração e de serviços de cuidados paliativos.

• Pressão sobre os sistemas de saúde: Aumento da procura de recursos e serviços de saúde, o que pode exercer pressão sobre os sistemas de saúde existentes.

Estratégias

• Promoção do envelhecimento saudável: Programas de prevenção e promoção da saúde destinados à população idosa.

• Desenvolvimento de serviços de cuidados de longa duração: Investimento em infra-estruturas e serviços para a prestação de cuidados a pessoas idosas.
• Inovação em tecnologia de assistência: Implementação de tecnologias que apoiam a independência e os cuidados das pessoas idosas.

2. Doenças crónicas e não transmissíveis

As doenças crónicas e não transmissíveis (DNT), como a diabetes, as doenças cardíacas, o cancro e as doenças respiratórias crónicas, são as principais causas de morte e incapacidade em todo o mundo.

Impacto

• Encargos económicos: Custos elevados do tratamento e da gestão das doenças crónicas.

• Impacto na qualidade de vida: Diminuição da qualidade de vida dos doentes afectados.

• Desigualdades no domínio da saúde: Maior prevalência em populações vulneráveis e com baixos rendimentos.

Estratégias

• Prevenção e educação: Programas de educação e prevenção no domínio da saúde para reduzir os factores de risco, como o tabagismo, a má alimentação e a inatividade física.

• Gestão integrada de doenças: Modelos de cuidados integrados que coordenam a gestão de múltiplas doenças crónicas.

• Acesso ao tratamento: Melhorar o acesso a medicamentos e tratamentos eficazes e a preços acessíveis.

3. Pandemias e doenças infecciosas emergentes

As pandemias e as doenças infecciosas emergentes, como a COVID-19, representam ameaças significativas para a saúde mundial e podem ter efeitos devastadores nas sociedades e nas economias.

Impacto

• Mortalidade e morbilidade: Taxas elevadas de mortalidade e morbilidade.

• Perturbação dos serviços de saúde: Sobrecarga e colapso dos sistemas de saúde.

• Impacto económico e social: Desestabilização económica e efeitos negativos no bem-estar social.

Estratégias

• Preparação e resposta: Desenvolver e manter planos de preparação e resposta a pandemias.

• Vigilância e deteção precoce: Sistemas robustos de vigilância e deteção precoce de surtos de doenças.

• Vacinação e tratamentos: Desenvolvimento e fornecimento rápido de vacinas e tratamentos eficazes.

4. Desigualdades na saúde

As desigualdades em matéria de saúde persistem em todo o mundo, afectando de forma desproporcionada as populações vulneráveis e marginalizadas.

Impacto

• Acesso injusto aos serviços: Diferenças significativas no acesso e na qualidade dos serviços de saúde.

• Resultados de saúde díspares: Taxas mais elevadas de doença e mortalidade em populações desfavorecidas.

• Desigualdades económicas e sociais: As desigualdades em matéria de saúde reflectem e agravam as desigualdades económicas e sociais.

Estratégias

• Políticas de equidade na saúde: Implementação de políticas e programas que promovam a equidade na saúde.

• Acesso universal aos cuidados de saúde: Assegurar o acesso universal e equitativo aos serviços de saúde essenciais.

• Determinantes sociais da saúde: Abordar os determinantes sociais da saúde, como a pobreza, a educação e o ambiente físico.

Tendências futuras na saúde

1. Digitalização e saúde digital

A digitalização e a saúde digital estão a revolucionar a forma como os cuidados de saúde são prestados e geridos, com tecnologias como a telemedicina, os dispositivos portáteis e a inteligência artificial (IA) na vanguarda.

Impacto

• Melhoria do acesso aos cuidados: A telemedicina e os dispositivos portáteis facilitam o acesso aos cuidados de saúde, especialmente nas zonas rurais e nas zonas mal servidas.

• Personalização dos cuidados: A IA e os dados de saúde permitem tratamentos personalizados e cuidados mais precisos.

• Eficiência e eficácia: A digitalização melhora a eficiência operacional e a eficácia clínica.

Estratégias

• Investimento em tecnologias digitais no sector da saúde: Incentivar o investimento e a adoção de tecnologias digitais nos sistemas de saúde.

• Formação e educação: Formar os profissionais de saúde na utilização das tecnologias digitais.

• Regulamentação e segurança dos dados: Estabelecer quadros regulamentares para garantir a privacidade e a segurança dos dados relativos à saúde.

2. Medicina de precisão

A medicina de precisão baseia-se na personalização do tratamento médico, adaptando as intervenções às características individuais de cada doente, como a genética, o ambiente e o estilo de vida.

Impacto

• Tratamentos eficazes: Maior eficácia dos tratamentos graças à personalização.

• Efeitos secundários reduzidos: Risco reduzido de efeitos secundários e reacções adversas.

• Inovação na investigação médica: Avanços na investigação médica e desenvolvimento de novos tratamentos.

Estratégias

• Investigação e desenvolvimento: Promover a investigação no domínio da genética e da biologia molecular para apoiar a medicina de precisão.

• Infraestrutura de dados: Desenvolver infra-estruturas de dados sólidas para permitir a análise e a aplicação da informação genómica.

• Acesso e equidade: Garantir que os avanços da medicina de precisão sejam acessíveis e equitativos para todas as populações.

3. Foco na saúde mental

A saúde mental está a ser reconhecida como uma componente crucial do bem-estar geral, e há uma atenção crescente na abordagem das perturbações mentais e emocionais.

Impacto

• Melhoria da qualidade de vida: Uma maior atenção à saúde mental melhora a qualidade de vida e o bem-estar geral.

• Redução do estigma: Aumentar a consciencialização e reduzir o estigma associado às perturbações mentais.

• Integração nos cuidados primários: integração da saúde mental nos cuidados primários e noutros serviços de saúde.

Estratégias

• Educação e sensibilização do público: Campanhas para aumentar a consciencialização e a compreensão da saúde mental.

• Serviços de saúde mental acessíveis: Garantir o acesso a serviços de saúde mental de qualidade.

• Formação de profissionais: Formar os profissionais de saúde na gestão das perturbações mentais e emocionais.

4. Foco na sustentabilidade

A sustentabilidade na saúde implica a adoção de práticas que garantam que os sistemas de saúde possam funcionar a longo prazo sem comprometer a capacidade das gerações futuras.

Impacto

• Redução do impacto ambiental: Minimizar o impacto ambiental dos serviços de saúde.

• Eficiência dos recursos: Gestão eficiente e sustentável dos recursos de saúde.

• Responsabilidade social e ambiental: Aumento da responsabilidade social e ambiental na gestão da saúde.

Estratégias

• Práticas de saúde sustentáveis: Implementar práticas sustentáveis nas instalações e operações de saúde.

• Educação para a sustentabilidade: Promover a educação e a sensibilização para a sustentabilidade entre os profissionais de saúde.

• Políticas e Regulamentos: Desenvolver políticas e regulamentos que promovam a sustentabilidade no sector da saúde.

Conclusão

Para enfrentar os desafios actuais e tirar partido das tendências futuras no domínio da saúde, é necessária uma abordagem proactiva, inovadora e colaborativa. O envelhecimento da população, as doenças crónicas, as pandemias e as desigualdades na saúde são desafios que exigem respostas integradas e sustentáveis. Simultaneamente, a digitalização, a medicina de precisão, a ênfase na saúde mental e a sustentabilidade representam oportunidades para transformar os cuidados de saúde e melhorar o bem-estar global. Numa perspetiva ética, estes desafios e tendências suscitam considerações importantes que devem ser abordadas para garantir cuidados equitativos e justos. O envelhecimento da população e o aumento das doenças crónicas exigem que os sistemas de saúde dêem prioridade à distribuição equitativa dos recursos e à acessibilidade dos serviços de cuidados prolongados. A resposta às pandemias e às doenças infecciosas emergentes sublinha a necessidade de uma preparação e resposta equitativas, em que os recursos sejam distribuídos de forma justa e seja dada prioridade às populações mais vulneráveis. A ética neste contexto exige transparência, justiça distributiva e proteção dos direitos humanos, evitando que as medidas de emergência perpetuem ou exacerbem as desigualdades existentes.A digitalização e a saúde digital, embora ofereçam grandes benefícios, também apresentam riscos éticos relacionados com a privacidade e a segurança dos dados de saúde. É fundamental estabelecer quadros regulamentares sólidos que protejam as informações dos doentes e garantam que as tecnologias são utilizadas de forma justa e acessível a todos, evitando o fosso digital. A medicina de precisão levanta questões sobre o acesso equitativo a tratamentos avançados baseados em informações genéticas. É essencial que estes avanços não sejam reservados a poucos, mas que sejam acessíveis a todas as pessoas, independentemente da sua capacidade económica ou localização geográfica. O enfoque na saúde mental exige uma reflexão ética sobre o estigma e a discriminação que ainda rodeiam as perturbações mentais. Os sistemas de saúde devem garantir que todos os indivíduos sejam tratados de forma justa e respeitosa, promovendo a integração da saúde mental em todos os níveis de cuidados e garantindo que os serviços de saúde mental sejam acessíveis e de alta qualidade. Por último, a sustentabilidade no sector da saúde não tem apenas a ver com a gestão eficiente dos recursos, mas também com a responsabilidade intergeracional. Os sistemas de saúde devem adotar práticas sustentáveis que protejam o ambiente e assegurem que as gerações futuras possam gozar de boa saúde. Isto implica uma gestão ética dos recursos e um planeamento a longo prazo que tenha em conta o impacto ambiental das decisões actuais. Ao adoptarem estratégias eficazes e ao acompanharem as tendências emergentes, os sistemas de saúde podem melhorar continuamente a qualidade dos cuidados e o bem-estar das populações. Nos capítulos seguintes, iremos explorar a forma como estas estratégias podem ser implementadas em diversos contextos e como os profissionais de saúde podem liderar o caminho para um futuro mais saudável e sustentável. Ao fazê-lo, podemos avançar para um sistema de saúde mais equitativo, eficiente e resiliente, capaz de enfrentar os desafios do presente e do futuro, sempre com um forte compromisso ético em todas as nossas acções e decisões.

CAPÍTULO 14
CONCLUSÕES E RECOMENDAÇÕES PARA OS PROFISSIONAIS DE SAÚDE

Ao longo deste livro, explorámos vários aspectos críticos dos cuidados de saúde, desde a prevenção e os cuidados pessoais até à inovação tecnológica e à colaboração intersectorial. Neste capítulo final, sintetizamos as principais conclusões e apresentamos recomendações práticas para os profissionais de saúde. Estas recomendações foram concebidas para orientar os profissionais na implementação de práticas eficazes e sustentáveis que promovam a saúde e o bem-estar dos indivíduos e das comunidades.

Principais conclusões

1. Abordagem integrada da saúde O bem-estar é um estado multidimensional que inclui aspectos físicos, mentais, emocionais e sociais. A adoção de uma abordagem holística da saúde é essencial para abordar todos estes aspectos de uma forma coordenada e eficaz.

2. Importância da prevenção e dos cuidados pessoais A prevenção e os cuidados pessoais são fundamentais para manter a saúde e prevenir a doença. A promoção de estilos de vida saudáveis e a educação para os autocuidados podem reduzir significativamente o peso das doenças crónicas e melhorar a qualidade de vida.

3. Capacitar os indivíduos e as comunidades A capacitação individual e colectiva é crucial para uma gestão eficaz da saúde. Indivíduos e comunidades informados e capacitados podem tomar melhores decisões sobre o seu bem-estar e contribuir ativamente para a saúde pública.

4. Equidade e acesso universal Garantir a equidade e o acesso universal aos serviços de saúde é essencial para reduzir as desigualdades no domínio da saúde. Os sistemas de saúde devem ser inclusivos e acessíveis a todos, independentemente do contexto socioeconómico, da etnia, do género ou da orientação sexual.

5. Inovação e tecnologia A inovação e a tecnologia têm o potencial de transformar os cuidados de saúde, melhorando o acesso, a eficiência e a qualidade dos serviços de saúde. É importante integrar estas ferramentas de forma ética e equitativa nos sistemas de saúde.

6. Educação e literacia em saúde A educação e a literacia em saúde permitem às pessoas gerir eficazmente a sua saúde. Os programas de educação devem ser acessíveis e adaptados às necessidades das diferentes populações.

7. Colaboração intersectorial A colaboração entre diferentes sectores é vital para abordar os determinantes sociais da saúde e promover um ambiente saudável. As parcerias intersectoriais podem melhorar significativamente os resultados em matéria de saúde.

8. Sustentabilidade e resiliência Os sistemas de saúde devem ser sustentáveis e resilientes, capazes de se adaptar à mudança e de responder eficazmente a crises e catástrofes. A sustentabilidade garante que as gerações futuras também possam gozar de boa saúde.

9. Ética e direitos humanos A ética e os direitos humanos devem estar na base de todas as

práticas e políticas de saúde. O respeito pela dignidade, autonomia e igualdade dos doentes é fundamental para a qualidade dos cuidados de saúde.

10. Ação global e solidariedade A saúde é uma questão global que exige cooperação e solidariedade internacionais. Os esforços coordenados a nível mundial são essenciais para enfrentar os desafios mais prementes em matéria de saúde e promover a equidade neste domínio.

Recomendações para os profissionais de saúde

1. Adoção de uma abordagem holística

• Avaliação abrangente: Realizar avaliações de saúde que considerem todos os aspectos do bem-estar do doente: físico, mental, emocional e social. Isto implica a utilização de ferramentas de avaliação multidimensional e a colaboração com outros profissionais, como psicólogos e assistentes sociais, para obter uma imagem completa do estado de saúde do doente.

• Tratamentos personalizados: Desenvolver planos de tratamento personalizados que respondam às necessidades específicas de cada doente. Isto pode incluir a integração de terapias complementares, ajustamentos do estilo de vida e tratamentos convencionais adaptados às características individuais do doente, como a genética, as preferências e as condições sociais.

2. Promover a prevenção e os cuidados pessoais

• Promover estilos de vida saudáveis: Educar os doentes sobre a importância de uma alimentação saudável, do exercício físico regular e da redução do stress. Organizar workshops e grupos de apoio para promover hábitos saudáveis e fornecer recursos acessíveis, como aplicações móveis e folhetos informativos.

• Programas de prevenção: Aplicar e promover programas de prevenção, tais como a vacinação, os controlos regulares e os rastreios específicos em função da idade e dos riscos. Colaborar com organizações comunitárias para realizar campanhas de saúde pública e facilitar o acesso a serviços de prevenção.

3. Capacitar os doentes e as comunidades

• Educação para a saúde: Fornecer educação contínua sobre saúde e bem-estar aos pacientes e às comunidades. Utilizar métodos de actividades interactivas e participativas, tais como workshops, seminários e plataformas em linha, para facilitar a aprendizagem e a participação ativa.

• Participação da comunidade: Incentivar a participação ativa das comunidades no planeamento e na execução dos programas de saúde. Envolver os líderes comunitários e as organizações locais na identificação das necessidades, na conceção das intervenções e na avaliação dos resultados.

4. Garantir a equidade na saúde

• Acesso inclusivo: Garantir que os serviços de saúde sejam acessíveis a todas as pessoas, sem discriminação. Aplicar políticas de acessibilidade que eliminem as barreiras físicas, económicas e culturais e prestar serviços de interpretação às pessoas com barreiras linguísticas.

• Atenção às populações vulneráveis: Desenvolver programas específicos para responder às necessidades das populações mais vulneráveis e desfavorecidas. Tal inclui a criação de clínicas móveis, a prestação de serviços de saúde nas zonas rurais e a aplicação de estratégias para reduzir as disparidades no domínio da saúde.

5. Integrar a inovação e a tecnologia

• Formação tecnológica: Formar profissionais de saúde na utilização de tecnologias avançadas e ferramentas digitais. Organizar cursos de formação e workshops práticos sobre a utilização de dispositivos de telemedicina, aplicações de saúde e sistemas de gestão de registos médicos electrónicos.

• Telemedicina e saúde digital: Adotar a telemedicina e outras tecnologias digitais de saúde para melhorar o acesso e a eficiência dos cuidados. Incentivar a utilização de plataformas de teleconsulta, de monitorização remota dos doentes e de aplicações de gestão da saúde para facilitar a prestação de cuidados contínuos e acessíveis.

6. Promover a literacia e a educação para a saúde

• Materiais educativos acessíveis: Desenvolver e distribuir materiais didácticos em formatos acessíveis e compreensíveis para diversas populações. Utilizar infografias, vídeos e conteúdos interactivos para tornar a informação mais acessível e cativante.

• Programas educativos em curso: Implementar programas educativos contínuos que abordem questões de saúde relevantes e actuais. Colaborar com escolas, universidades e organizações comunitárias para oferecer cursos e workshops que promovam a literacia em saúde desde tenra idade.

7. Promover a colaboração intersectorial

• Parcerias estratégicas: Estabelecer parcerias com outros sectores, como a educação, a habitação e os transportes, para abordar os determinantes sociais da saúde. Formar comités intersectoriais para coordenar esforços e recursos com vista à implementação de iniciativas integradas de saúde pública.

• Projectos de colaboração: Envolver-se em projectos de colaboração que promovam a saúde e o bem-estar a nível comunitário. Envolver diversas partes interessadas, incluindo governos locais, ONG e empresas privadas, para desenvolver e implementar programas de saúde comunitária.

8. Promover a sustentabilidade e a resiliência

• Práticas sustentáveis: Adotar práticas sustentáveis na gestão dos recursos e nas operações de saúde. Implementar políticas de reciclagem, eficiência energética e redução de resíduos nas unidades de saúde.

• Planos de resiliência: Desenvolver e manter planos de resiliência para responder eficazmente a crises e catástrofes. Formar o pessoal em gestão de emergências e efetuar simulacros regulares para garantir uma resposta rápida e coordenada.

9. Respeito dos princípios éticos e dos direitos humanos

• Formação em ética: Participar na formação contínua em ética e direitos humanos. Oferecer workshops e seminários sobre dilemas éticos comuns e a aplicação de princípios éticos na prática quotidiana.

• Práticas justas e equitativas: Assegurar que todas as práticas de cuidados de saúde respeitam a dignidade, a autonomia e os direitos dos doentes. Aplicar políticas de não discriminação e promover um ambiente de respeito e equidade em todas as interacções com os doentes.

10. Participar na Ação Global

• Colaboração internacional: Participar em iniciativas e organizações internacionais de saúde para promover a equidade e a solidariedade global. Contribuir para projectos de cooperação internacional e partilhar conhecimentos e recursos com profissionais de saúde de outros países.

• Defesa de políticas de saúde globais: Defender políticas de saúde que promovam a equidade e o acesso universal a nível mundial. Colaborar com governos e organizações internacionais para influenciar a formulação de políticas de saúde que beneficiem as populações mais vulneráveis.

CONCLUSÃO FINAL

Ao longo deste livro, explorámos um vasto leque de questões cruciais para os cuidados de saúde no século XXI, desde a prevenção e os cuidados pessoais até à inovação tecnológica e à colaboração intersectorial. O papel dos profissionais de saúde é fundamental para se avançar para um sistema de saúde mais equitativo, sustentável e centrado no bem-estar holístico das pessoas. O futuro da saúde depende da nossa capacidade de adaptação, inovação e colaboração. Os princípios do Decálogo da Saúde do Século XXI constituem um guia completo para avançarmos em direção a um sistema de saúde mais equitativo, sustentável e centrado no bem-estar holístico das pessoas. O progresso em direção a um sistema de saúde mais equitativo, sustentável e inovador está intrinsecamente ligado a considerações éticas. Os profissionais de saúde devem aderir a princípios éticos que garantam o respeito pela dignidade, autonomia e direitos dos doentes. A equidade na saúde não é apenas um objetivo prático, mas um mandato moral. Abordar as desigualdades e garantir o acesso universal aos cuidados de saúde são imperativos éticos que devem orientar todas as acções e políticas de saúde. Neste sentido, os profissionais de saúde têm um papel crucial a desempenhar na liderança desta mudança, aplicando estes princípios na sua prática quotidiana e trabalhando em conjunto para construir um futuro mais saudável para todos. Em última análise, a saúde é uma responsabilidade partilhada que exige o empenho e a ação de todos os sectores da sociedade. Só através de um esforço coletivo poderemos alcançar um mundo onde todos tenham a oportunidade de atingir o seu pleno potencial de saúde e bem-estar.

REFERÊNCIAS

Baum, F., Newman, L., & Biedrzycki, K. (2014). Equidade e os determinantes sociais da saúde. Global Health Action, 7(1), 23496. https://doi.org/10.3402/gha.v7.23496

Berwick, D. M., Nolan, T. W., & Whittington, J. (2008). The Triple Aim: Care, health, and cost. Health Affairs, 27(3), 759-769. https://doi.org/10.1377/hlthaff.27.3.759

Bodenheimer, T., & Sinsky, C. (2014). Do triplo ao quádruplo objetivo: O cuidado do paciente requer o cuidado do prestador. Annals of Family Medicine, 12(6), 573-576. https://doi.org/10.1370/afm.1713

Chokshi, D. A., & Stine, N. W. (2013). Reconsiderando a política de saúde pública. JAMA, 310(10), 1025-1026. https://doi.org/10.1001/jama.2013.220218

Farmer, P. E., Nizeye, B., Stulac, S., & Keshavjee, S. (2006). Violência estrutural e medicina clínica. PLoS Medicine, 3(10), e449. https://doi.org/10.1371/journal.pmed.0030449

Frenk, J., & Moon, S. (2013). Desafios de governação na saúde global. New England Journal of Medicine, 368(10), 936-942. https://doi.org/10.1056/NEJMra1109339

Frenk, J. (2010). O sistema de saúde mundial: Strengthening national health systems as the next step for global progress. PLoS Medicine, 7(1), e1000089. https://doi.org/10.1371/journal.pmed.1000089

Galea, S., & Vaughan, R. D. (2018). Saúde pública: Ciência, política e prevenção. Oxford University Press.

Gostin, L. O., & Wiley, L. F. (2016). Direito da saúde pública: Poder, dever, contenção. University of California Press.

Green, L. W., & Kreuter, M. W. (2005). Planeamento de programas de saúde: An educational and ecological approach. McGraw-Hill.

Kickbusch, I., & Gleicher, D. (2012). Governação para a saúde no século XXI. Organização Mundial da Saúde.

Koplan, J. P., Bond, T. C., Merson, M. H., Reddy, K. S., Rodriguez, M. H., Sewankambo, N. K., & Wasserheit, J. N. (2009). Towards a common definition of global health (Para uma definição comum de saúde mundial). The Lancet, 373(9679), 1993-1995. https://doi.org/10.1016/S0140-6736(09)60332-9

Marmot, M., & Wilkinson, R. (Eds.) (2005). Social determinants of health. Oxford University Press.

McMichael, A. J., Woodruff, R. E., & Hales, S. (2006). Alterações climáticas e saúde humana: Present and future risks. The Lancet, 367(9513), 859- 869. https://doi.org/10.1016/S0140-6736(06)68079-3

Nash, D. B., Fabius, R. J., Skoufalos, A., Clarke, J. L., & Horowitz, M. R. (2016). Saúde da população: Criando uma cultura de bem-estar. Jones & Bartlett Learning.

Conselho Nacional de Investigação (2013). A saúde dos EUA em perspetiva internacional: Shorter lives, poorer health (Vidas mais curtas, saúde mais precária). Imprensa das Academias Nacionais.

Rawls, J. (2001). Justice as fairness: A restatement. Harvard University Press.
Riley, W. J. (2012). Health disparities: Gaps in access, quality and affordability of medical care. Transacções da Associação Americana de Clínica e Climatologia, 123, 167-174.

Rittel, H. W. J., & Webber, M. M. (1973). Dilemas numa teoria geral do planeamento. Policy Sciences, 4(2), 155-169. https://doi.org/10.1007/BF01405730

Sen, A. (2001). Development as freedom. Oxford University Press.

Singer, P. A., Benatar, S. R., Bernstein, M., Daar, A. S., Dickens, B. M., MacRae, S. K., & Upshur, R. E. G. (2003). Ethics and SARS: Lessons from Toronto. BMJ, 327(7427), 1342-1344.
https://doi.org/10.1136/bmj.327.7427.1342
Starfield, B., Shi, L., & Macinko, J. (2005). Contribution of primary care to health systems and health (Contribuição dos cuidados primários para os sistemas de saúde e a saúde). The Milbank Quarterly, 83(3), 457-502. https://doi.org/10.1111/j.1468-0009.2005.00409.x

Comissão Lancet sobre Saúde Global (2015). Saúde global 2035: Um mundo a convergir numa geração. The Lancet, 382(9908), 1898-1955. https://doi.org/10.1016/S0140-6736(13)62105-4

Wilkinson, R., & Marmot, M. (Eds.) (2003). Social determinants of health: The solid facts. Organização Mundial de Saúde.

Woolf, S. H., & Aron, L. (Eds.) (2013). A desvantagem da saúde dos EUA em relação a outros países de alto rendimento: Conclusões de um relatório do Conselho Nacional de Investigação/Instituto de Medicina. Imprensa das Academias Nacionais.

Organização Mundial da Saúde (2010). Financiamento dos sistemas de saúde: O caminho para a cobertura universal. Organização Mundial da Saúde.

Organização Mundial da Saúde (2016). Quadro sobre serviços de saúde integrados e centrados nas pessoas. Organização Mundial da Saúde.

Zwi, A. B., & Grove, N. J. (2006). Desafios aos direitos humanos: Saúde e conflito. The Lancet, 367(9510), 1871-1872. https://doi.org/10.1016/S0140-6736(06)68851-2